中华哲学思维：再论创中国新医学

汤钊猷　著

上海科学技术出版社

图书在版编目（CIP）数据

中华哲学思维 ：再论创中国新医学 / 汤钊猷著. --
上海 ：上海科学技术出版社，2022.1（2024.8 重印）
ISBN 978-7-5478-5472-3

Ⅰ．①中… Ⅱ．①汤… Ⅲ．①医学哲学－中国 Ⅳ.
①R-02

中国版本图书馆CIP数据核字（2021）第182337号

中华哲学思维：再论创中国新医学

汤钊猷　著

上海世纪出版（集团）有限公司
上 海 科 学 技 术 出 版 社　出版、发行
（上海市闵行区号景路159弄A座9F-10F）
邮政编码201101　　www.sstp.cn
上海展强印刷有限公司印刷
开本 787×1092　1/16　印张 12.5
字数 182千字
2022年1月第1版　2024年8月第3次印刷
ISBN 978-7-5478-5472-3 / R·2373
定价：78.00元

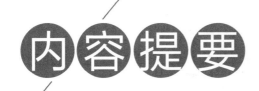

内容提要

　　本书是汤钊猷院士在 60 余年医学实践经验的基础上，从医学哲学的角度，对中国医学历史、现状、未来的探索与思考。新颖独到，思辨性强，发人深省。

　　汤钊猷院士将中华哲学思维内涵溯源概括为"不变、恒变和互变"的"三变"思维，在探讨"三变"思维在医学领域中如何应用的基础上，对传统医学是否科学、医学的发展趋势与面临的问题、中国新医学的核心指导思想、中西医结合可行路径等热点话题，运用"三变"思维给予客观分析和解答，颇具指导意义。

　　本书是汤钊猷院士继《西学中，创中国新医学——西医院士的中西医结合观》后推出的倡导"创中国新医学"的又一部新作，可供广大中西医从业人员、卫生行政管理部门工作者等阅读参考。

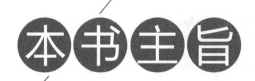

本书主旨

- 简化深奥的中华哲学精髓为"三变"：
  - 不变——存在不受干预的自然法则；
  - 恒变——自然事物永不停息在变；
  - 互变——变是对立双方间的互变。
- 理解中华哲理，对做人、做事、医药养生、工农商学兵均有裨益。
- 医学是对生老病死重大失衡的适度干预，以恢复适度的动态平衡。
- 以广义的科学观来认识中医，是中西医能否结合的前提。
- 中西医结合需理解各自的哲学观，需双向努力以建立共同语言。
- 中西医通过长期"两条腿走路"，逐步达到互补与协调。
- 中华哲学思维指导下的中国新医学将会是对世界的重大贡献。

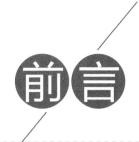

前言

　　年届九十，还要写书，一是对从医 66 年进行反思，二是践行"两动两通，动静有度"的所谓养生经，以防老年痴呆。回顾过去，临床工作忙得不亦乐乎，学习与研究也主要是"硬件"（医学理论与技能）。到了耄耋之年，才感到医学"软件"与"硬件"宜相辅相成，不可或缺。这里所谓医学"软件"，主要就是指导医学发展的哲学思维。

　　在处于弱势的情况下，"软件"起着举足轻重的作用。现代医学自显微镜应用以来，特别是分子生物学的进步，"硬件"呈井喷式发展，而"软件"则进展缓慢。

　　最早的医学是人文的医学，《黄帝内经》说要"上知天文，下知地理，中知人事"；希波克拉底说"医生应具有优秀哲学家的品质"。随着医学向局部和微观深入，逐步远离人文，尽管人们注意到医学模式已从"生物医学模式"转变到"生物—心理—社会医学模式"，但临床上治"人的病"（修理机器）而不是治"病的人"仍屡见不鲜。

　　尽管现代医学已取得毋庸置疑的进步，尤其在传染病（多为单一病因）的控制方面，但当前诸多复杂、慢性、全身性疾病防治仍缺乏宏观的战略思路。2019 年笔者出版了《西学中，创中国新医学》，感到要"创中国新医学"，有必要学一点中华文明精髓，学一点中医核心理念。2019 年有两件事让笔者夜不能寐：一是中华人民共和国成立 70 周年，提示"中国崛起"已为世人公认；二是良渚古城遗址入选世界遗产名录，提示中华文明和其他古文明一样久远，而且是唯一从未中断的文明。笔者这个肿瘤外科医生，不得不补学一点中华文明相关的论述，还不知天高地厚贸然动笔写下这本书。笔者以为，"中华哲学思维"也许是"创中国新医学"的"钥匙"。

中华哲学既简单又深奥。所谓简单，因其可概括为"易""道""阴阳"或"矛盾"，而实质就是"三变"，详细一点就是"不变、恒变、互变"。所谓深奥，因为"道"可衍生万物、主宰万物，不停在变且用之不尽。虽然简单，本书却写了10余万字，自然重复不少。例如笔者对中华哲学的概括仅两百字，就重复多次；应用于新冠肺炎抗疫也重复多次，因其乃全球之痛；笔者亲属患外科疾病却免除手术也列举多次，因为亲历，故真实无误；《黄帝内经》中"大毒治病，十去其六……"等引用语句重复不少，因其有助克服现代医学的"多益"思维。总之，重复乃刻意为之，旨在加深印象。

儿子汤特年曾经发来一段评述：

从2007年您的《医学"软件"》开始，到《消灭与改造并举——院士抗癌新视点》，到《中国式抗癌——孙子兵法中的智慧》，再到《控癌战，而非抗癌战——〈论持久战〉与癌症防控方略》和《西学中，创中国新医学——西医院士的中西医结合观》，可以看到您对医学的思考，是逐步博极医源以探究从西医方法到中医思维再到中华哲学思维的路径。针对目前中西医结合的困境，需要思考提出一个新的医学体系包括相应的话语体系，以包含中华哲学思维，并由此对现代医学体系进行分析并探讨融合中华哲学的可能性。可能的结论是：西方科学是"法"，而中华哲学则是"理"，法在理之下并服从于理。您看看这个思考过程是否与您著书原意相通？

笔者认为这确是本书的原意。

诚然，笔者对哲学是门外汉，所谓"中华哲学思维"，也只是个人管见，还是那句话，作为读书体会"供参而已"。

特别致谢

本书从开始构思到编撰完成的过程中，已到耳顺之年的儿子汤特年贡献巨大，笔者获益匪浅。他早年毕业于上海交通大学自动控制系，后来在美国获得硕士学位，现居美国任软件系统架构师。他因少年时接受笔者"西学中"老伴的中医治疗而留下深刻印象，并多年受笔者老伴中医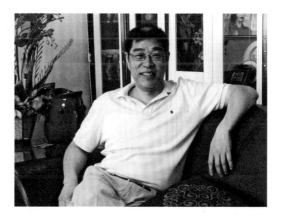思维的熏陶，对中医有深厚的感情，因而对中国哲学也有很大兴趣，对笔者所列中华哲学思维之源的众多书籍，都有涉猎。他又因多年身在西方而结合对西方文化的观察、学习与思考，浅习了西方哲学。在笔者对本书立意之后，即开始与儿子频繁交流，疫情期间邮件不断。

本书是从上一本《西学中，创中国新医学——西医院士的中西医结合观》的纯医学思考上升到哲学范畴的思考，虽然笔者在前几本书中开始从中国哲学中汲取养分，但试图总结出中华哲学精髓并应用于以西方哲学主导的现代医学科学领域，感觉难度很大。对此，儿子的贡献弥足珍贵：他提供了对本书逻辑架构的思考成果；我们在交流中共同总结出了中华哲学的"三变"原则；他更在中西哲学的渊源比较以及对现代医学科学的影响方面认真思考分析，做出了巨大贡献。总之，从书名的选择到资料的搜集，从对哲学和科学的分析描述到对中医发展的思考等，他都提供了很多新思路、建议，甚至反思、凝练书稿内容，书中不少地方的文字是他的原话。

本考虑列儿子为第二作者，应实至名归，并完成之前因老伴得病去世而未能完成的与家人共著一书的夙愿，但书中内容多以笔者第一人称表达，恐在行文逻辑上会有冲突，故只能遗憾放弃，唯在此对儿子特表感谢！

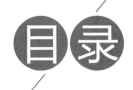

001 ——— 第一章　笔者对中华哲学思维的认识

一、探源中华哲学思维 / 003

1. 追根溯源中华哲学思维 / 004

2. 难读的《周易》/ 007

3. 粗读《道德经》/ 010

4. 三读《黄帝内经》/ 013

5. 再读《孙子兵法》/ 016

6. 毛泽东的《矛盾论》与《实践论》/ 019

二、中华哲学思维要旨：三变观 / 022

1. 不变——存在着一个永恒的"自然法则"，即"道" / 023

2. 恒变——"道"即永不停息的"变" / 024

3. 互变——"变"可简化为阴阳互变 / 025

033 ——— 第二章　探究中华哲学思维在医学中的应用

一、"自然法则"与顺应自然 / 035

1. 从中华哲学看医学的基本任务 / 035

2. 从中华哲学看生命与养生 / 038

3. 从中华哲学看疾病的源头 / 041

4. 从中华哲学看疾病预防 / 046

5. 从中华哲学看疾病诊断 / 054

6. 从中华哲学看疾病治疗 / 057

二、从"阴阳互存"全面看问题 / 061

1. 辩证看待局部与整体 / 062

2. 辩证看待微观与宏观 / 067

3. 辩证看待精准与模糊 / 070

4. 辩证看待对抗与非对抗 / 073

5. 辩证看待侵入与非侵入 / 076

6. 辩证看待攻邪与扶正 / 078

7. 辩证看待高精尖新与多快好省 / 082

8. 辩证看待偶然与必然 / 084

9. 一分为二看问题，有时负面比正面更重要 / 086

10."阴阳复阴阳"给医学扩展出更大的视野 / 088

三、从"阴阳互变"动态看问题 / 089

1. 事物转化运动——永无完结 / 090

2. 事物转化方向——对立互变 / 092

3. 事物转化时机——物极必反 / 095

4. 事物转化重点——有无相生 / 096

5. 事物转化原因——内因外因 / 098

四、从"阴阳中和"正确处理问题 / 101

1."阴阳中和"的来龙去脉及其含义 / 101

2."多益"与"适度" / 103

3."阴阳中和"依靠实践检验 / 108

五、中华哲学思维对医学发展的意义 / 111

115 ——　第三章　循中华哲学思维，再论创中国新医学

一、关于"科学"含义的探讨 / 117

1."科学"的产生 / 117

2. 对"科学"含义的不同叙述 / 119

3. 广义和狭义的科学观 / 120

4. 关于"黑箱"与"白箱" / 120

5. 科学研究的"指导思想"与"话语体系" / 123

6. 笔者对"科学"含义的认识 / 124

7. 中华哲学的"三变"思维，可成促中国原创科学发展

的动力 / 126

二、当前医学的发展趋势与问题 / 128

1. 现代医学的主要进展 / 128

2. 现代医学快速发展的背景 / 136

3. 现代医学仍面临的问题及思考 / 138

三、中国新医学的核心——中华哲学 / 143

1. 中华民族繁荣昌盛始终有中华哲学身影 / 144

2. 毛泽东与钱学森对中国新医学的论述 / 146

3. 我国西医和中医的现状 / 152

4. 正确看待西医和中医 / 158

四、中西医结合，任重道远 / 166

1. 要克服"语言不通"的问题 / 168

2. 要有接近或相通的哲学思维基础 / 173

3. 要克服民族虚无主义 / 177

4. 要有相向的努力 / 178

5. 两条腿走路——中西医结合的未来 / 180

183 —— 第四章　结语

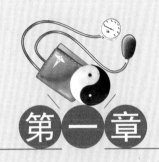

第一章

笔者对中华哲学
思维的认识

笔者从医 66 年，写过、编过不少书，但最难的莫过于这一本，仅书名就曾五易其名。最初是"辩证思维：中国新医学之魂"，但"辩证思维"涉及西方的哲学，笔者力不从心。曾将"辩证思维"改为"中华辩证思维"，又感到未能覆盖医学的有些方面。改为"中国思维"或"中华文明精髓"，似乎又过于宽泛。最后还是儿子提出"中华哲学思维"，这样突出中华文明，义界定在哲学范畴。此外，将"中国新医学之魂"改为"再论创中国新医学"似乎更为灵活一些。

鉴于笔者已年届九十，原先对哲学是门外汉，要补上这个空缺，绝非旦夕之功，只能粗读《周易》《道德经》《黄帝内经》《孙子兵法》以及《矛盾论》和《实践论》，这些文献是本书"中华哲学思维"的来源。

一、探源中华哲学思维

书名定下来，却给自己出了大难题。一辈子从事医学（主要是肝癌）临床与研究，很少兼顾哲学方面的学习。1960 年读过毛泽东的《矛盾论》与《实践论》；为响应学习祖国医学，1961 年读过《黄帝内经》，并写过有关"经络"的文章；为写《消灭与改造并举——院士抗癌新视点》，曾再读《黄帝内经》；为写《中国式抗癌——孙子兵法中的智慧》，读了《孙子兵法》；为写《控癌战，而非抗癌战——〈论持久战〉与癌症防控方略》，读了毛泽东的《论持久战》；为写《西学中，创中国新医学——西医院士的中西医结合观》，又读了《道德经》。为写这本书，还需要看一下《周易》，除上述原著外，更多是从不同的书中及网上阅读，所读材料的出处恕不一一列举，只是根据个人认识摘录的。对历史上不少有争议的问题，笔者也没有资格去深究，对"中华哲学思维"的理解也只能是个人管见。对这一章中的内容，儿子提供了包括资料搜寻、章节编撰等很大的帮助。

1 追根溯源中华哲学思维

中华文明自古就有"三皇五帝"之说，但谁是"三皇五帝"，各说不一，笔者也只能择其一。《尚书·大传》说三皇是燧人氏、神农氏和伏羲氏。笔者体会，顾名思义，燧人氏主要针对生存，神农氏主要针对疾病，伏羲氏主要针对认知。至于五帝，《大戴礼记》中是指黄帝、颛顼、帝喾、尧、舜。

既然要讲"中华哲学思维"，"三皇"中只有突出伏羲氏。记得2007年笔者曾到甘肃天水看过伏羲庙，那里的核心是"伏羲演八卦"，大门上写道"开天明道""与天地准"，说明演八卦的重大意义。

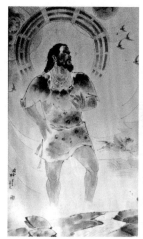

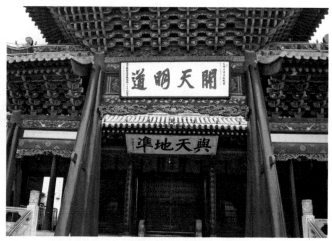

| 伏羲演八卦 | 甘肃伏羲庙大门 |

那么伏羲是如何演八卦的？笔者在88岁时曾到河南省安阳市汤阴县羑里城拍了几张照片（下页图），那里是三千年前周文王演周易的地方，其中最感兴趣的是"河图"与"洛书"，尽管讲解员讲得很详细，但笔者仍很难听懂，只知这是中华文明的重要源头。

据说上古时，洛阳东北孟津县黄河中浮出龙马，背负"河图"，献给伏羲，伏羲演成八卦。又传大禹时，洛阳西洛宁县洛河中浮出神龟，背负"洛书"献给大禹。据研究称，两者互为经纬，河洛分主先天与后天，天地万物均有先天定数和后天变数。笔者不是哲学家或历史学家，无力深究，但相信《周易》起源于伏羲八卦，伏羲八卦又源于"河图""洛书"。就在"周文王羑

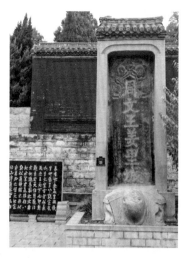
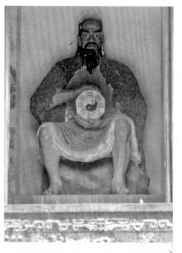

周文王演周易的姜里城　　　　　伏羲演八卦——易经之源

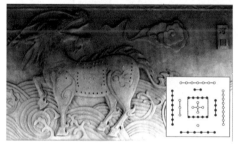
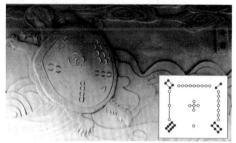

河图（摄于姜里城）　　　　　洛书（摄于姜里城）

里城"碑旁，有这样一句描述："易有太极，是生两仪，生四象，生八卦。"引起笔者兴趣的是太极中有"阴阳"两仪，笔者体会"阴阳"正是"中华哲学思维"的主干，是创中国新医学的"钥匙"。讲到中华文化就不能离开"中华三经"，即《易经》《道德经》和《黄帝内经》。可以看到，中华哲学不同于其他哲学体系，是建立在五千年来唯一从未中断的、原生的中华文明基础上的原生哲学。

　　似乎大家都认可中华文化始于《易经》，但《易经》主要以符号来表述。据说是黄帝完成了由符号文化到文字文化的过渡，因为他写了《黄帝内经》和《黄帝阴符经》。笔者在 89 岁时再到河南，在安阳市内黄县梁庄镇看到"五帝"中的第二帝（颛顼）和第三帝（帝喾）的二帝陵，还看到上古帝王的复杂世系。"五帝"中的尧和舜，笔者在 2009 年曾在山西参观过

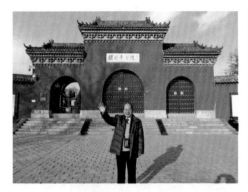

耄耋之年访二帝陵

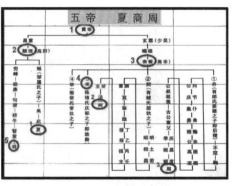

上古帝王世系（源自二帝陵）

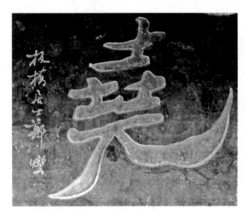

山西尧庙郑板桥墨宝

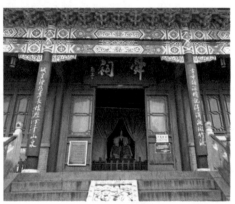

山东千佛山舜祠

尧庙，那里有郑板桥的墨宝"尧"；2019年又在山东参观了舜祠。黄帝陵在陕西。

　　笔者在本书中所说的与中国新医学有关的"中华哲学思维"的本源，除《黄帝内经》外，还有《道德经》，因为老子是伏羲、黄帝之后的集大成者。甚至孔子都把老子誉为"龙"："至于龙，吾不能知，其乘风云而上天。吾今日见老子，其犹龙耶！"英国学者李约瑟也说："中国如果没有道家，就像大树没有根一样。"为了加深对老子思维的印象，笔者曾寻找老子的雕像。笔者看过茅山老子像，的确很大，但表达人物的思维，笔者以为，福建泉州宋代的老子雕像（下页左图）更能反映其思维的深度。《道德经》的核心是"道"，而"道"的主干是"阴阳"，因为《系辞》说"一阴一阳之谓道"。于是笔者又记起2009年曾到江西龙虎山张天师府看到含有阴阳的太极图，那副对联：

"道贯古今包宇宙，法遵自然驭人神"，概括了"道"的含义。看来确实存在着一个看不见、听不到、说不清的"道"，它衍生万物、主宰万物，笔者体会这就是"自然法则"。本书还引用了《孙子兵法》，它与《道德经》一脉相承，而且有实践的基础：当年孙子能助只有 3 万兵力的吴国战胜有 20 万兵力的楚国。本书还引用了毛泽东的《矛盾论》和《实践论》，这"两论"成为抗日战争取得胜利和建立新中国的重要哲学思维背景。"两论"没有用"易""道"和"阴阳"等常被误解为迷信、占卜的字样，而是从事物发展规律上分析讨论矛盾的各种关系，而且突出了要抓主要矛盾和矛盾的主要方面，强调了实践的重要性，为此"两论"在实践上继承并发展了中华传统哲学，堪称中华哲学的现代版。

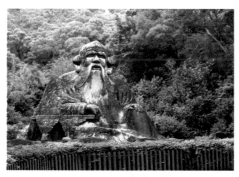

福建泉州宋代的老子雕像

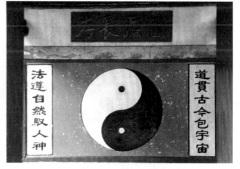

江西龙虎山的太极图

中华哲学博大精深，源远流长。无独有偶，2 500 年前，东西方圣哲几乎同时出现。中国出了老子、孔子、孙子、孟子等，印度出了释迦牟尼；古希腊出了苏格拉底、柏拉图和亚里士多德，是西方哲学的奠基者。但年届九十的笔者，恐无力对西方哲学进行深入学习了，故本书还是以探讨中华哲学思维为主。

2 难读的《周易》

《易经》据称是中华文化之源，被认为"群经之首"，始于伏羲八卦，后周文王演《周易》，主要以符号表述，也有卦爻辞，实在是一本高深的哲学著作，揭示了宇宙万物的自然法则在永不停息地沿自身轨道不断变化。不少人

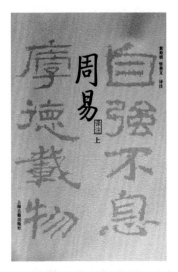

笔者参阅的《周易》

误以为《周易》只是"卜筮之书"，其实它可用于社会科学和自然科学的各个领域。据说《易》有三种：神农期的《连山易》，黄帝期的《归藏易》，以及现在大家看到的殷周期六十四卦的《周易》。《周易》描述事物对立、运动、变化之哲理。《周易》有"易经"和"易传"，据称"经"作于商末周初，"传"作于春秋战国。《易传》有七种十篇：文言、彖、象、系辞、说卦、序卦和杂卦。其中，系辞是易传中最重要的，是对易经的整体评说。汉代始见经传合编并提出"易"有三义："简易""变易"与"不易"，笔者无意深究，但就下面谈谈自己粗读后的认识和理解。

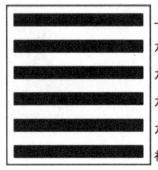

上九：亢龙，有悔。

九五：飞龙在天，利见大人。

九四：或跃在渊，无咎。

九三：君子终日乾乾，夕惕若厉，无咎。

九二：见龙在田，利见大人。

初九：潜龙，勿用。

乾卦：元亨利贞

（1）"变易"：事物的"变"是无限的、永恒的、绝对的，可简化为"恒变"

顾名思义，"易"就是变易之意，难怪《易经》的英文译名是 *Book of Changes*。八卦由"阴阳"组合而成，阴（− −）阳（—）符号为爻，三爻为一卦。六十四卦由八卦（乾、坎、艮、震、巽、离、坤、兑）重叠变来；这样每个卦都有六爻，六十四卦共有三百八十四爻；阳性称为"九"，阴性称为"六"；由下向上排成六行，依次称为初、二、三、四、五、上，反映事物变化的六个不同阶段。这样，三百八十四爻，阴阳之别，阴阳组合之别，以及六个不同阶段，等等，其变化何止千万。为此，每卦便反映不同情况下事物的特征和变化规律，并由此可引出我们的相应对策。

以乾卦为例，笔者管见，如同人的一生：乾卦初九，意味着健康无瑕的婴幼儿，因为诞生不久，只能"潜龙，勿用"，所谓"晦养以俟时"；九二，到了少年，"见龙在田，利见大人"，可以"出潜离隐"，刚出亮相，可能出现佼佼者，所谓"自古英雄出少年"；九三，到了青年，"君子终日乾乾，夕惕若，厉无咎"，刚出谋事，兢兢业业，振作慎行，当无祸害；九四，到了壮年，"或跃在渊，无咎"，勇于进退，亦当无弊；九五，人生的巅峰，"飞龙在天，利见大人"，虽功成名就，更宜大度处事；上九，到了老年，"亢龙有悔"，需知进退，过犹不及，盛极必衰也。该卦提示尽管健康无瑕之人，在不同阶段，因自身状况、环境态势，应采取不同的对策，意即每个瞬间都不断在变。

德国物理学家海森堡发现量子力学的测不准定律，带来了物理学上的革命，于1932年获诺贝尔奖。笔者体会，这和事物永不停息在"变"相吻合。

（2）"简易"：事物的千变万化，最终可简化为"阴阳互变"

所谓"阴阳"，是事物对立统一的概括。例如"阴阳"可以延伸为：有无、天地、昼夜、冷热、上下、大小、强弱、盛衰、局部与整体、微观与宏观……无穷无尽。如《黄帝内经》所说："夫阴阳者，数之可十，推之可百；数之可千，推之可万。"阴阳既对立，又互存、互变。例如"强"与"弱"是对立的，但又是互存的，因为如果没有"强"，何来"弱"呢？所谓"互变"，就是"强"可变"弱"，"弱"也可变"强"。人类几千年文明就是强弱互变、盛衰互变的历史。为此，所谓"简易"，即所有的"变"，最终归结为阴阳互变，这就是《三国演义》所说的"分久必合，合久必分"，即分合之互变。

（3）"不易"："自然法则"的存在是不以人的意志为转移的，是不变的

如前述，每卦的六爻，自下而上，依次称为初、二、三、四、五、上，反映事物变化的不同阶段。笔者体会，这个"法则"就是所谓"不易"。前面太极图（前文第7页右图）有一副对联，其中一句是"法遵自然驭人神"，这就是"不易"的自然法则统领一切。例如"生老病死"这个"法则"；人要遵从，其他动植物也要遵从，甚至恒星也不例外。当然其周期各异，恒星以亿年计，人以百年计，狮虎以几十年计等。这个"不易"的"法则"除"出生入死"外，还可延伸为：有无相生，寒暑交替，物极必反，盛极必衰，合久必分，等等。上面说，"变易"是常态，笔者体会，即使"自然法则"，

其本身也在变。《系辞》说"为道也屡迁，变动不居"，恐龙时代的生物谱和现代的生物谱就不一样；然而生物之间"互相依存，互相制约"这个法则，则是不变的。

换言之，万物发展均有"定数"和"变数"。如人的寿命，《黄帝内经》说"上古之人，其知道者，法于阴阳……而尽终其天年，度百岁乃去"，即人的寿命大概是百岁，不可能是千岁，这是"定数"；但不当的生活方式，也可以是"半百而衰"，这是"变数"，即《内经》所说"今时之人不然也……逆于生乐，起居无节，故半百而衰也"。

古代对"易"已有很高的评价，如西汉司马迁在《史记》中曾说："自伏羲作八卦，周文王演三百八十四爻而天下治。"外国学者对《周易》同样有很高的评价，如爱因斯坦说："西方科学家做出的成绩，有不少被中国古代科学家早就做出来了。原因之一是中国古代科学家自幼学习《周易》，掌握了一套古代西方科学家们不曾掌握的一把打开宇宙迷宫之门的金钥匙。所以中国古代科学家能够更早更快地破译许多宇宙之谜。"所有这些都提示《易经》当为中华民族五千年智慧的精华。

3 粗读《道德经》

老子是从伏羲到黄帝的集大成者。老子（原名李聃又名李耳），生于公元前约550年，早于孔子。春秋时期任周朝史官。著五千言《道德经》，上篇《道经》三十七章，下篇《德经》八十一章。《史记》记载："盖老子百有六十余岁，或言二百余岁。"《道德经》涉及天文、地理、医学、养生、军事、历史、政治等领域。汉唐盛世，《道德经》得到大力提倡。据联合国教科文组织统计，在世界文化名著中，对人类精神文明贡献最大的，《道德经》排在第二位；老子是人类历史上最有影响的百人之一。老子主张"为无为，则无不治"，笔者体会，"无为"不是无所作为，而是要顺应自然，遵循客观

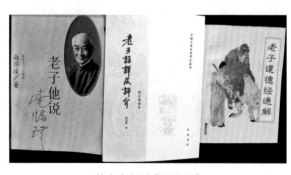

笔者参阅的《道德经》

规律，就是他所说的"道法自然"。

笔者所以说是"粗读"，因为《道德经》深奥难测，如何理解，历来已有无穷的争论，加上 1973 年长沙马王堆汉墓出土的《道德经》，发现与传世本又有一些区别，引起更多的争议。既然本书主要谈中华哲学思维，《道德经》便成为主干。老子用"道"来概括事物的存在和变化规律，全书有几十处描述"道"，笔者管见，"道"的含义及其变化规律是重中之重，因其可用于认识和处理自然以及社会问题，也是创中国新医学值得认真思考的方面。

（1）"自然法则"看不见、听不到、说不清，但的确存在

老子说："有物混成，先天地生。寂兮寥兮，独立而不改，周行而不殆。可以为天下母。吾不知其名，字之曰道。"意即在天地诞生之前，便已存在一个浑然一体的东西，听不见看不到，但确存在且不停地运行，是天地万物的根源。老子不知其名，且名之为"道"。又说"道之为物，惟恍惟惚"，"道"这个东西，恍恍惚惚，似有似无。又说"道可道，非常道"，说得清的就不是真正的"道"。又说"道常无为，而无不为"，意即"无为之道"可以产生"无所不为"的结果。《三国演义》开篇便说"天下大势，分久必合，合久必分"，分合交替便是自然法则，这是几千年人类文明史所证实的。

（2）"自然法则"可衍生万物，可用于各个领域且用之不尽

老子说"天下万物生于有，有生于无"，宇宙生成就是从无到有；又说"道生一，一生二，二生三，三生万物"，道可衍生万物；又说"道冲，而用之或不盈。渊兮，似万物之宗"，意即这个自然法则可用之不尽。

（3）"自然法则"认为事物是对立存在的

老子说："有无相生，难易相成，长短相形，高下相倾，声音相和，前后相随。"说明事物是对立存在于一个统一体中，如果没有"长"，何来"短"。因此，观察事物还要看其对立面，既要看"长"，也要看"短"。

（4）"自然法则"认为事物运动永不停息，且总是向其对立面转化

老子说"有物混成……周行而不殆"，说明"道"的运动永不停息；老子又说"反者道之动"，说明"道"总是向相反方向运动，笔者以为这是老子辩证思维的核心。当前现代医学正向微观深入发展，当其发展至一定程度，必然会发现宏观（其对立面）研究不可或缺。老子在多处说"祸兮，福之所倚；福兮，祸之所伏""将欲弱之，必固强之""兵强则灭，木强则折""物壮则老"

等，提示盛极必衰，物极必反，提示对立状态经常相互转化，这是自然法则。

（5）"自然法则"中"有无相生"既神奇又重要

生活中，"无中生有"似乎是一个贬义词，但它也不是"魔术"，而是实实在在的，无可变有，有可变无。"有无相生"既说明有和无"互存"，又提示有和无"互变"。现在认为宇宙生成始于大爆炸，于是原先没有"宇宙"变成有"宇宙"。老子说"出生入死"，就是一个活人从无到有，又从有到无。笔者想强调的是"虚与实""精神与物质"的互存与互变。毛泽东就说过，物质决定精神，又要承认精神的反作用。这也是笔者写这本书想要强调的中华哲学思维（虚），对创建中国新医学（实）的重要作用。

（6）"自然法则"对我们处事的启迪

老子说："人法地，地法天，天法道，道法自然。"核心是"道法自然"，笔者体会老子所说"为无为，则无不治"，不是无所作为，而是要顺应自然，不做违反自然法则之事。工业化过度，温室效应，导致气候变化，这就是违反了自然法则，危害了人类的生存和发展，从而也引起了人类的反思。所以老子说"执古之道以御今之有"，可以用自然法则来处理当今之事。

（7）"自然法则"对医学的启迪

老子说"天之道，损有余而补不足"，这对医学尤其重要，和《黄帝内经》"不足则补，有余则泻"的提法完全一样。而现代医学常认为"越多越好"（如抗菌药、抗癌药、保健品等），"对疾病的堵杀越彻底越好"（如超根治手术、强化化疗、追加抗菌药），与老子这个思维相左。所以老子说"知止可以不殆"，过犹不及。实际上现代医学已认识到超级细菌的出现是抗菌药物过度应用的结果（不是不用，而是不要过度），对癌症"斩尽杀绝"战略，常促进未被消灭癌细胞的转移（不是否定消灭，而是不要过度消灭）。为此老子说"兵者，不祥之器……不得已而用之"，这和《孙子兵法》所说"百战百胜，非善之善者也；不战而屈人之兵，善之善者也"完全一致。那么有什么解决的办法呢？老子说"柔弱胜刚强"，提示以柔克刚；"上善若水""水善利万物而不争"，提示最善如同水，也暗喻"柔与刚"，这和西医"以硬碰硬"的思维相左。对付癌症，不要专注"消灭"，还要兼顾"改造"（给出路）。再如"以正治国，以奇用兵"，亦即在"人与疾病"方面，不要只顾消灭"疾病"，而忽视"人"的强身祛病以及调动机体的潜力。在对敌战略方面，不要硬打硬拼，而要出奇制胜。老子还倡导"为之于未有，治之于未乱"，实际上是提倡创新制胜，强调预防为主。这些哲学思维，对创建中国新医学不也值得我们借鉴吗？

　　总之，粗读《道德经》，提示事物是对立统一的、互存互变的，我们在处理自然与社会问题时，需要遵循"道法自然"，不做违反自然法则之事。右图是笔者 2017 年自制的贺年片，拍的是济南百脉泉的水草，笔者的题词是："激流之水可以穿石，水草却如此茂盛，顺其自然也。"医学是自然科学与人文密切结合的学科，从创建中国新医学的角度，《道德经》的哲学思维值得参考。

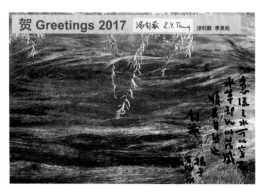

笔者制作的2017年"道法自然"贺年片

4　三读《黄帝内经》

　　《黄帝内经》是中华哲学对人与自然之关系和规律的描述，既是中华医学经典，更是中华哲学经典。其特点是从整体的角度辩证地将养生、医学，与大自然和社会（天人相应）相结合，可与现代医学偏重局部与微观互补。据说黄帝（众多先人智慧的代表）写了《黄帝内经》和《黄帝阴符经》，完成了由《易经》符号文化向文字文化的过渡。《黄帝内经》分为《素问》与《灵枢》两书，其成书年代难以考证，目前学界共识是成书于战国至秦汉时期。笔者 20 世纪 50 年代末担任上海市针灸经络研究组秘书时曾初读《黄帝内经》，写过未发表的论文"学习《内经》后对经络现象的初步认识"；为出版《消灭与改造并举——院士抗癌新视点》，又重读《黄帝内经》；为出版《西学中，创中国新医学——西医院士的中西医结合观》，又三读《黄帝

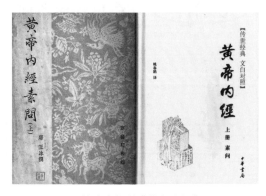

笔者参阅的《黄帝内经》

内经》。

（1）整体观的辩证思维（"法阴阳"）：是人与自然相应、养生、防病治病、医患关系与医道的总纲

《黄帝内经》说："阴阳者，天地之道也，万物之纲纪，变化之父母，生杀之本始，神明之府也。"这和前面《道德经》的表述完全一致。又说"其知道者，法于阴阳"，提示"法阴阳"是核心，就是一切以"阴阳"法则，即以整体观的辩证思维，来看待人与自然、养生、防病治病、医患关系与医道。笔者以为，"阴阳"法则包括四个重点：一是"阴阳互存"，即"阴"与"阳"既对立，又因对方的存在而存在，《黄帝内经》说"夫阴阳者，数之可十，推之可百；数之可千，推之可万"，例如医学的局部与整体、微观与宏观，治疗的攻与补、堵杀与疏导，医者与病人，等等，为此不能只看"阴"，不看"阳"。二是"阴阳互变"，即"阴"与"阳"不断向对方转变，永不停息，为此要动态地看"阴"与"阳"。三是"阴阳中和"，无论养生、防病治病、医患关系与医道，关键是恢复"阴"与"阳"的和谐、协调或平衡，这是一个动态的过程。四是"阴阳恒在"，如"出生入死""物极必反"等自然法则是不变的，是恒定存在的。

（2）从"法阴阳"看人与自然

人与自然互存于一个整体中，人与自然又互相影响，这就是所谓"天人相应"。人与自然相处要不断取得和谐、协调与平衡，亦即不能"过度"（超越自然法则）。《黄帝内经》认为："阴阳四时者，万物之始终也，死生之本也。逆之则灾害生，从之则苛疾不起。"强调："从阴阳则生，逆之则死，从之则治，逆之则乱。"意思是要顺应自然，这是自然对人的影响及其对策。而实际上人类也同样影响自然，如当今是否进入"人类纪"，以及"末日时钟"的报道，就是人类活动影响自然的明证。人类对自然的过度干预，必将导致大自然的强烈纠偏。新冠肺炎全球大流行，出现了一个新的名词"人类暂停"，出现于

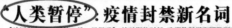

大自然对人类过度干预的"纠偏"

2020 年 6 月 22 日《自然·生态学与进化》（*Nature Ecology & Evolution*）刊出的文章（《参考消息》2020 年 7 月 10 日转载，上页图），文章说："近代史上，人类在'陆地和海洋上'的活动从未出现过如此大幅度的降低。""封城效应是剧烈、突然和普遍的。"笔者以为，这正是大自然对人类过度干预的反馈，是大自然自我纠偏的过程。现代医学较多关注人体本身，而关注自然界与人体关系较少。例如"超级细菌"的出现，是否值得我们重新思考人与细菌关系的策略（如斩尽杀绝）呢？

（3）从"法阴阳"看养生

《黄帝内经》说："上古之人，其知道者，法于阴阳，知于术数，食饮有节，起居有常，不妄作劳，故能形与神俱，而尽终其天年，度百岁乃去。"又说："今时之人不然也，以酒为浆，以妄为常，醉以入房，以欲竭其精，以耗散其真。不知持满，不时御神，务快其心，逆于生乐，起居无节，故半百而衰也。"这是对"长寿"与"短寿"的精彩论述，如果能顺应自然，重视生活方式，则可"终其天年"；反之便会"半百而衰"。这说明长寿与短寿"互存"，又因是否顺应自然和不同生活方式而"互变"，而且还提示，人的寿命大概是"百岁"，狮虎再凶其寿命也仅二三十年，这就是"阴阳恒在"，"不变"的自然法则是客观存在的。西方养生，重体育锻炼、合理营养和保健品等，但常认为越多越好；而"法阴阳"的养生，至少在理念上顺应自然，形神并重，刚柔适度，阴平阳秘，当可补其不足。

（4）从"法阴阳"看疾病的内因与外因

《黄帝内经》说"夫百病之始生也，必起于燥湿、寒暑、风雨、阴阳、喜怒、饮食、居处"，"生病起于过用"，这里包括外因与内因，但更多地强调内因的重要，如"正气存内，邪不可干""邪之所凑，其气必虚"，提示外因通过内因而起作用。在内因中十分重视精神的作用，如："恬淡虚无，真气从之，精神内守，病安从来？"又说"百病生于气"，而"怒则气上……悲则气消，恐则气下……思则气结"，又说"必顺四时而适寒暑，和喜怒而安居处，节阴阳而调刚柔，如是则僻邪不至"，"志意和则精神专直，魂魄不散，悔怒不起，五脏不受邪矣"。现代医学对疾病外因的研究已有突破性发展，如这两年的新冠肺炎流行，很快便找到新型冠状病毒，从而为制备疫苗和防治打下基础。虽然西方医学近年对内因的研究也已引起重视，包括神经系统，特别是交感神经系统以及免疫系统等，然而仍然偏重外因，为此中华哲学当有助医学的发展。

（5）从"法阴阳"看医学的终极追求

《黄帝内经》说"阴平阳秘，精神乃治"，提示"阴阳中和"是医学的终极追求。人的"生老病死"就是不断的"失衡"与"复衡"的过程，医学的目标就是不断使失衡恢复平衡，包括机体与环境的和谐相处。疾病即是出现"阴阳失衡"，我们治病只是使之恢复平衡。而"复衡"的办法，就是"不足则补，有余则泻"。《黄帝内经》说："大毒治病，十去其六；常毒治病，十去其七；小毒治病，十去其八；无毒治病，十去其九。"当今西方医学对付癌症和传染病偏重"消灭"为主的思路，而且认为越彻底越好，如"超根治手术""强化化疗""追加抗菌药物"等斩尽杀绝的思路。而《黄帝内经》则认为"无使过之，伤其正也"，就是从"疾病"与"机体"这对矛盾中看问题：既要控制疾病，也要保存机体，避免过度治疗使机体受到不可逆转的损害。为此，"阴平阳秘"的思维当有助创建我国新医学。

（6）从"法阴阳"看"形与神俱"

活人既有"形"（身体），还要有"神"；死人就是有"形"而无"神"。重"神"轻"形"是中医明显区别于西医之处，《黄帝内经》在治疗方面说"一曰治神，二曰知养身，三曰知毒药为真，四曰制砭石大小，五曰知腑脏血气之诊"，把治"神"放在第一位。既然"阴阳互存"，我们观察事物就要全面看问题，不能只看"形"而不看"神"。这好比西医重机器的修复（如血管不通用"支架"），而中医重动力（如人参补气）的维护。机器修复再好，没有动力就无法运转，但虽有动力而机器损坏也同样难以运转，两者应可互补。

（7）从"法阴阳"看，《黄帝内经》还对疾病防治给出重要提示

《黄帝内经》对诊断提出，"善诊者，察色按脉，先别阴阳"；对疾病变化提出，"寒生热，热生寒，此阴阳之变也"；对预防和早诊早治提出，"上工治未病，不治已病"；对治疗提出，"必明天道地理，阴阳更胜"；对发挥病人主观能动性提出，"精神不进，病不可愈"；对医患提出，"病为本，工为标；标本不得，邪气不服"；对医道提出，"夫道者，上知天文，下知地理，中知人事""顺者为工，逆者为粗"，重视人文与医术深厚的医道观，等等。

5 再读《孙子兵法》

《孙子兵法》是世界公认最早的兵书，为宋代《武经七书》之首。笔者于

2014 年出版了《中国式抗癌——孙子兵法中的智慧》，曾因此阅读了《孙子兵法》。孙子，即孙武（公元前 567—公元前 496 年），接近老子年代，《孙子兵法》与《道德经》有相通之处。当年吴国兵力不过三万，楚国多达二十万，而孙能助吴破楚，说明其理论是有实践基础的。《孙子兵法》第一句话便是："兵者，国之大事，死生之地，存亡之道，不可不察也。"笔者以为，医学关系人的生老病死，关系民族的盛衰，事关"中国梦"的实现，也不可等闲视之。

《孙子兵法》用于对付癌症，笔者在《中国式抗癌——孙子兵法中的智慧》一书中已有较详细叙述。对医学而言，其重点可归纳为十个字："慎战，非战，易胜，全胜，奇胜。"

（1）"慎战"

孙子说："兵者，国之大事，死生之地，存亡之道，不可不察也。"因此，决定开战要慎之又慎。孙子形容战之为害说："凡兴师十万，出征千里，百姓之费，公家之奉，日费千金；内外骚动，怠于道路，不得操事者，七十万家。"对医学而言，就是采取"战争"（如消灭、侵入）的处事方式用于疾病防治，要慎之又慎。

（2）"非战"

孙子说："百战百胜，非善之善者也；不战而屈人之兵，善之善者也。"开战而取胜，即使百战百胜也不是最好的，最好是不通过战争而取胜。怎样才能不战而屈人之兵呢？孙子说："上兵伐谋，其次伐交，其次伐兵，其下攻城。"要重视通过谋略和外交的手段来取得胜利。解放战争中的北平和平解放是一个典型事例，而一个重要因素是，至少在局部形成"我强敌弱"态势。对医学而言，这隐喻要重视预防，重视生活方式，重视强身祛病，重视非对抗性手段。

（3）"易胜"

孙子说："善战者胜于易胜者也。"什么态势下才能易胜呢？孙子说"用兵之法…五则攻之"，即我五倍于敌人的力量就容易取胜，这隐喻早诊早治。大多数癌症，早诊早治仍然是提高疗效的重要方向。新冠肺炎抗疫，核酸检测，早期发现，即使用非特异性对症治疗方法，也可减少重症的发生，如中医治疗的早期干预也可减少轻症向重症的发展。然而人们更关注中晚期病人经过艰难治疗而取胜的事例，媒体报道也不例外，这种情况应有所转变为好。

（4）"全胜"

孙子强调以众击寡，说知胜有五，其中就有"识众寡之用者胜"。还有就是"虚实篇"中所说："我专为一，敌分为十，是以十攻其一也。"这隐喻集中兵力打歼灭战，笔者体会，这是毛泽东思想指导军事上取胜的重要奥秘，尽管当年在总体上是"敌强我弱"，但如果能形成局部的"我强敌弱"，就可能取胜，最后是积小胜为大胜。值得强调的是，集中兵力的"兵"，常常只是普通的兵，并无"神兵骁将"。2020 年我国阻击新冠肺炎，用的主要就是"戴口罩、追踪、隔离、全民参与、中医介入"等非高科技办法的联合应用，因为当时无特效药物，疫苗也尚未问世。然而有的超级大国，寄希望于药物与疫苗，而失去可用"以众击寡"的时机，付出了惨重的代价。美国到 2020 年 7 月底付出了死亡 15 万人的代价后，笔者看到美国疾病控制中心主任说："我们并非无能为力，也不用被动地等待疫苗。因为我们拥有最强大的武器，那就是口罩。只要人们戴着口罩，这种病毒就无法传播。"

"全胜"对医学而言，隐喻综合治疗。笔者在 20 世纪 80 年代，面对尚无办法的大肝癌，发现几种疗法单独应用都无法使肿瘤缩小，如果联合应用得当，可以达到 1+1+1 > 3，从而使部分无治愈希望的大肝癌病人，因肿瘤缩小获得切除而治愈。然而人们还是常常寄希望于"救命药"，而忽视小打小闹的"游击战"。

（5）"奇胜"

孙子说"夫战者，以正合，以奇胜"，又说"奇正相生，如环之无端"。笔者以为这对医学当有重要指导意义，对己要强化自身，对病要出奇制胜。这隐喻既要重视诊疗规范（正），更要重视出奇制胜，创新取胜（奇）；创新制胜的办法是无穷无尽的。

就上述十个字而言，实际上也是"法阴阳"的延伸，是对"战与非战""众与寡""胜与败""正与奇"等"阴阳"的精辟分析。简言之，对付疾病采用消灭战略和创伤性诊疗（对抗），要慎之又慎；最好是非战取胜（非对抗的手段）；如果一定要开战，要选择打容易取胜之仗（早诊早治）；而且要争取全胜（集中兵力打歼灭战，综合治疗）；最好是出奇制胜（创新取胜）。

《孙子兵法》中还有很多战略战术思维值得我们思考，如现代医学对付癌症和细菌性、病毒性疾病多采取"消灭为主""斩尽杀绝"的方针，而《孙子兵法》则说"穷寇勿迫""围师遗阙"，换言之，要"消灭与改造并举"，要有

"给出路"的政策。这好比对付罪犯，既有死刑，也需徒刑。

总之，《孙子兵法》不仅是一本兵书，也包含了丰富的哲学思想，是中华哲学思维用于兵法的典范，其思维对创中国新医学有重要参考价值。

6　毛泽东的《矛盾论》与《实践论》

如前所说，笔者对哲学少有研究，看书不多，但在 20 世纪五六十年代，倒也看过毛泽东的《矛盾论》《实践论》和《论持久战》。深感中华哲学思维是贯通古今、一脉相承的。关于《论持久战》用于对付癌症，笔者曾于 2018 年出版《控癌战，而非抗癌战——〈论持久战〉与癌症防控方略》，为此不再赘述。

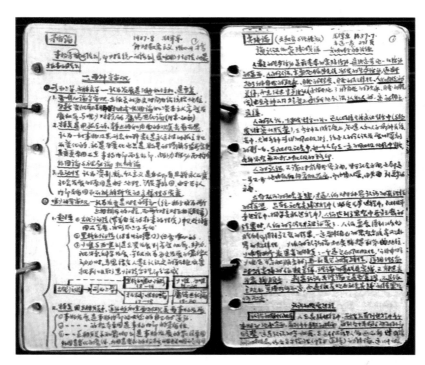

笔者1960年学"两论"的笔记

在 2017 年纪念《矛盾论》和《实践论》（简称"两论"）发表 80 周年时，有这样的评述："《实践论》《矛盾论》是中华哲学思维史上极为重要的优秀成果，是毛泽东哲学思想的核心内容。"毛泽东是从中国革命实际出发写"两论"的，下面笔者从创中国新医学的角度简要介绍一下自己阅读"两论"的体会。

（1）要全面看问题，要一分为二看问题

《矛盾论》说："一切矛盾着的东西，互相联系着，不但在一定条件之下共处于一个统一体中，而且在一定条件下互相转化。"毛泽东强调研究问题忌片面性，就是"不能只看见局部，不看见全体，只看见树木，不看见森林"。笔者体会，研究中国新医学，要全面看问题，要一分为二看问题。西医和中医，两者很多方面看似矛盾，但同时存在于中国，中医更是长期存在。为此，不能只看西医，不看中医。对中医和西医都要一分为二地看，两者既有长处，也有其短处。

（2）要动态看问题

毛泽东说："除了运动的物质以外，世界上什么也没有。"所以要动态看问题。关于癌症，2013年《自然》（Nature）一篇文章说："癌症不是一种疾病，是多种疾病，不同病人各异，且随着环境而变迁。"2015年《自然》（Nature）一篇文章的题目便是"癌症：一个移动的靶"。2017年《细胞》（Cell）一篇文章说"癌症是干细胞动态变化的过程"。所以寄希望于一种或几种分子靶向治疗剂是难以解决癌症问题的，因为癌症相关的基因在不断变动。再如西医治病常用"一病一方"的模式，什么细菌用什么抗菌药，即相对静止地看问题，而中医则强调"辨证论治"，不断随着疾病的变化而改变治疗。两者是否有互补的可能呢？

（3）要抓主要矛盾和矛盾的主要方面

《矛盾论》说："在复杂的事物的发展过程中，有许多的矛盾存在，其中必有一种是主要的矛盾。"例如老人患细菌性肺炎是一个动态的过程，治疗的早期和治疗的后期，情况已发生变化。早期主要矛盾是对付细菌（攻邪），在用大量抗菌药物治疗后，炎症已基本得到控制，这时病人常因继续过度用药使全身抵抗力下降，甚至戴着呼吸机而离世。一些老中医认为那时的主要矛盾是"扶正"，在西医抗菌药物应用的条件下，"用扶正中药调理，提高病人心肺功能，逐渐脱离呼吸机"，而不是单纯地继续"攻邪"。这样，矛盾的主要方面便由"细菌"转到"病人"方面。

（4）要补充非对抗性手段

《矛盾论》说："对抗是矛盾斗争的一种形式，而不是矛盾斗争的一切形式。"例如西医对付癌症，基本上是采取"对抗（消灭）"的战略。笔者以为，癌细胞来自正常细胞，既有对抗的一面，也有非对抗的一面，为此"消灭＋改造"战略当更全面。

（5）要重视内因

《矛盾论》说："唯物辩证法认为外因是变化的条件，内因是变化的根据，外因通过内因而起作用。"如前面《黄帝内经》所说"正气存内，邪不可干"，从整个医学的角度，"强身祛病"是重中之重，亦即当前提倡的"健康中国"。不少人在"烟不离手，酒不离口"的状况下，不重视生活方式这个人们可以自己管控的"内因"，疾病只会越治越多。

（6）要重视偶然现象

《矛盾论》说："每一个事物内部不但包含了矛盾的特殊性，而且包含了矛盾的普遍性，普遍性即存在于特殊性之中。"中医治病的有效性，常认为是"偶然"现象而被忽略。尤其是因为中医的"辨证论治"，难以获得循证医学的证据。然而通观科学史，牛顿发现万有引力，就源于苹果落地。

（7）要重视精神变物质

《矛盾论》说："总的历史发展中是物质的东西决定精神的东西，是社会的存在决定社会的意识；但是同时又承认而且必须承认精神的东西的反作用。"现代医学的现状是"给病人治病"，病人身体哪里出问题便去修理哪里，很少关注发挥病人的主观能动性。两个积极性总比一个积极性好，因为也如老子所说"有无相生"，精神可以变物质。

（8）要重视实践

《实践论》说："真理的标准只能是社会的实践。"从治病角度，笔者以为"疗效是硬道理"，西医、中医、中西医结合有没有效，要看实践的结果。笔者在《西学中，创中国新医学》一书中，列举了十几例"值得思考的临床小故事"，都是笔者亲历的，其疗效当是明确无误的。有疗效必有其科学道理，只是一时还没有弄清而已。而从现代医学的角度，常因没有循证医学证据，或因不符合评价标准而被忽视。

（9）要重视通过实践发展真理

《实践论》说："通过实践而发现真理，又通过实践而证实真理和发展真理。"《黄帝内经》的核心理念就是通过千百年无数实践积累而形成的"真理"，而真理又必须在实践中发展，当前如果我们能够全面地看待中医和西医，并互补长短，必将可能进一步发展"真理"，形成中国新医学。

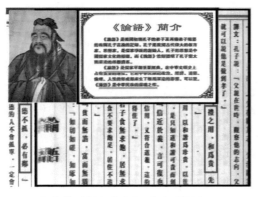

儒家的重要经典《论语》有重要意义

以上是笔者对中华哲学思维的思考源头。诚然，中华哲学思维还有很多相关著作，例如《论语》是儒家早期重要经典，其中不少论述，对"阴阳中和"有重要意义。如"德不孤，必有邻""礼之用，和为贵"，就是"内用黄老，外示儒术"的重要内涵。限于笔者年龄与知识面，无意再进一步展开。

二、中华哲学思维要旨：三变观

笔者作为肿瘤外科医生，无哲学研究背景，却提出中华哲学思维的议论，目的是想从个人有限认识的角度，探究一下中华哲学在医学实践中的应用以及对中国新医学前景的展望。习近平总书记在 2016 年 7 月 1 日庆祝中国共产党成立 95 周年大会上提出"文化自信，是更基础、更广泛、更深厚的自信"，中华民族五千年，历尽波折，但仍繁衍生息，还出现伟大复兴的前景，提示中华哲学思维的深深印迹。

什么是中华哲学思维？《道德经》说得很全面："有物混成，先天地生。寂兮寥兮，独立而不改，周行而不殆，可以为天地母。吾不知其名，字之曰道。"意即宇宙生成前，便已存在一个看不见、听不到的东西，就是"道"，客观存在且不变，运行不已，主宰天下万物。《黄帝内经》说："阴阳者，天地之道也，万物之纲纪，变化之父母。"意思和老子讲的差不多，只是用"阴阳"代替"道"。中国哲学思维就是《系辞》所归纳的"一阴一阳之谓道"，"道"就是"阴阳"。毛泽东用"矛盾"代替"阴阳"，避开了很多认为"道""阴阳"属占卜、是迷信等误解。这个"阴阳"是有别于西方思维的最大特点，西方常用孤立的、静止的和片面的观点看事物。中华哲学的根本点，就是认为世上存在着一个不以人们意志为转移的"自然法则"，这个法则就是不断阴阳互变的结果，阴阳互变的目的是达到动态的阴阳互制而中和的状态。

人类要遵循这个法则从事自然与社会活动，包括医学活动。换言之，人们要顺应自然，要全面看问题，要一分为二看问题，要动态看问题。

老子说"执古之道以御今之有"，笔者认为，以《周易》《道德经》《黄帝内经》《孙子兵法》《矛盾论》和《实践论》等为代表的中华哲学思维，将成为创中国新医学的一把钥匙。笔者将中华哲学思维的要旨归结为"不变""恒变"和"互变"之"三变"，下面参照此框架简述笔者对中华哲学思维的认识。

1 不变——存在着一个永恒的"自然法则"，即"道"

《易经》实际上已提出存在着一个不以人们意志所转移的"自然法则"，作为《易传》主干的《系辞》，用"一阴一阳之谓道"加以概括。这个法则，实际上人们天天在用，如《系辞》所说："百姓日用而不知。"后来《道德经》用"道"来表述："有物混成，先天地生。寂兮寥兮，独立而不改，周行而不殆。可以为天下母。吾不知其名，字之曰道。"寥寥数语已概括"道"的特征：提示宇宙生成前"道"已存在，"道"听不到，看不清，"道"不可被干预地存在，"道"又是不停在变化，"道"主宰一切。《黄帝内经》明确说"阴阳者，天地之道也，万物之纲纪，变化之父母"，提示"阴阳"即"道"，它主宰一切，包括事物的变化规律。毛泽东则用"矛盾"概括了"阴阳"的要义。老子说："道生一，一生二，二生三，三生万物。"道可衍生万物；又说："天下万物生于有，有生于无。"宇宙生成就是从无到有；又说"有无相生"，既可从无到有，又可从有变无；又说："道冲，而用之或不盈。"这个自然法则可用之不尽。

用现代的语言来说，中华哲学就是认为在宇宙生成前便已存在一个不以人们意志为转移的"自然法则"，这就是"道"，是人类应该遵循的法则。这个"道"衍生了世间万物，万物从无到有，又可从有到无；还可延伸为毛泽东强调的物质到精神和精神变物质；以及虚实互变，等等。这也是为什么本书要将中华哲学思维（虚），和创中国新医学（实）相联系起来的答案。人类的实践，包括科学研究，就是探索和认识这个自然法则，尽管当前科技快速发展，但人类对这个自然法则仍只能说略有所知，而且因为"道"是永不停息地在"变"，正如毛泽东说："客观现实世界的变化运动永远没有完结，人们在实践中对于真理的认识也就永远没有完结。"因此，人类无法全部认识这个"自然法则"。

对这个自然法则，顺则治，逆则乱。老子说"为无为，则无不治"，笔者体会不是无所作为，而是要顺应自然；又说"不知常，妄作，凶"，不按自然法则办事，后果凶险。《黄帝内经》也说："相顺则治，相逆则乱。"人类活动实际上是不断干预这个自然法则，这种干预的目的是获取人对人或人类对自然的生存"优势"，这种干预只能是小范围和暂时的，因为自然法则会不断进行自我调节。如果干预过度，大自然就会进行纠偏。科学发展可以造福人类，但如果超越这个自然法则，也可毁灭人类。工业化温室效应导致气候危机，20世纪的曼哈顿计划（原子弹）导致末日风险。人类离不开的塑料导致生态灾难。基因编辑如不加控制，人类将面临遗传毁灭。"人类纪"反映人类对自然的影响和干预超越了这个自然法则。2019年12月9日《文汇读书周报》5版有一篇题为《对现代科学的哲学反思》的文章说："德国学者本雅明在20世纪初就预言：科学是一柄双刃剑，人类迟早会明白。"的确，科学技术被政治和资本绑架，如果不加控制，就成为你争我抢的军事手段。

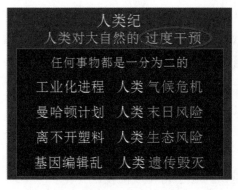

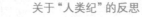

关于"人类纪"的反思

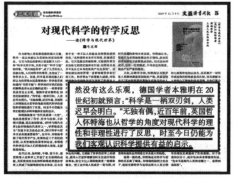

科学发展亟须哲学指引

2 恒变——"道"即永不停息的"变"

《周易》通过六十四卦和三百八十四爻，说明事物均处于各种各样、永不停息的变化之中，所以《系辞》说"爻者，言乎变者也"。老子用"周行而不殆"形容"道"，提示"道"就是不停息地运动，就是永恒的"变"。《黄帝内经》说"阴阳相贯，如环无端"，提示阴阳互变永无终点。毛泽东用"矛盾"

代替"阴阳",说"矛盾即是运动",并形象地说"除了运动的物质以外,世界上什么也没有",又说"矛盾是普遍的、绝对的,存在于事物发展的一切过程中,又贯穿于一切过程的始终"。

中华哲学认为自然法则就是不停变化,永无终点;变是常态,绝对的,永恒的,不为人的意志所转移的,自然界通过不断的变达到动态的"中和",这是自然界自身的变化。也许从某种意义上说,中华哲学就是一部"变的学问"。科学研究与观察已证实,大至宇宙,小至原子,都在不停息地运动;著名物理学家海森堡提出的量子力学"测不准"原理获得诺贝尔物理学奖,笔者以为这也印证事物是不停变化的,所以没有绝对的"精准"。笔者不搞地质研究,看过《侏罗纪公园》电影,连小孩都知道,侏罗纪时期有恐龙,没有人类;而现在有人类而没有恐龙,提示侏罗纪时期和现代的生物谱不一样,说明"自然法则"本身也在不断地变,即《系辞》所说"为道也屡迁,变动不居"。但这些"变"不是人类所能主导的。人们只是通过化石的研究,对这个"自然法则"略有所知,但永远也无法知道其全部奥秘。

《周易》三百八十四爻(阴阳)提示"变"有各种各样,有大小,有强弱,有快慢;它们之间又互相关联。如地震的瞬间大变和强变,是板块慢的、弱的、多年变化积累的结果。又如人的寿命大概是百年,这百年经历了"生、老、病、死"不停地变,这是慢变、大变;而这些慢变、大变又建立在快变、小变的基础上,那就是细胞的增殖和凋亡;后者又和基因的更小变有关;从而小变影响大变,大变影响全局。

关于推动"变"的原因,毛泽东说"事物发展的根本原因,不是在事物的外部而是在事物的内部",又说"外因是变化的条件,内因是变化的根据,外因通过内因而起作用"。如新冠肺炎,病毒是外因,病人死亡主要还是与病人身体情况(如免疫力低合并其他疾病等)这个内因有关;钟南山等在《新英格兰医学杂志》的论文也证实重症病人比非重症病人中位年龄大 7 岁,患有合并症者近乎翻倍,分别为 38.7% 与 21.0%。

3 互变——"变"可简化为阴阳互变

中华哲学把自然法则(即"道")的变化归结为阴阳之变,这与西方思维有根本区别。伏羲八卦实际上是由"阴阳"组合而成,阴(− −)阳(—)

符号为爻，三爻为一卦。《周易》六十四卦共有三百八十四爻，实际上就是三百八十四条"阴阳"的不同组合，构成不同状态下事物的变化规律。所以《系辞》说"一阴一阳之谓道"。《道德经》中虽无"阴阳"二字，但其描述，如"有无相生，难易相成，长短相形，高下相倾，声音相和，前后相随"，均说明事物是对立（阴和阳）存在于一个统一体中。《黄帝内经》则明确指出"阴阳者，天地之道也，万物之纲纪，变化之父母"，提示变化的根源是阴阳之变；并指出"上古之人，其知道者，法于阴阳"，说明"阴阳"反映万物的千差万别和千变万化；"法阴阳"就是要认识这种差别与变化，亦即要全面和一分为二看问题；并由此作出正确的对策，亦即要顺应"自然法则"，而不能逆"自然法则"行事。为了更透彻地说明"变可简化为阴阳之变"，打算分为"阴阳互存""阴阳互变"和"阴阳中和"加以叙述。

（1）"阴阳互存"

首先是指阴阳对立双方互存于一个整体，既互相依存，又互相制约，互相对抗。《黄帝内经》说"阴阳、表里、内外、雌雄相输应。故以应天之阴阳也"，其中表与里、内与外、雌与雄是对立的，但又互存于一个统一体中，因为如果没有"内"，就不会有"外"。在《黄帝内经》中我们还看到"天人""生死""治乱""顺逆""形神""喜怒""寒暑""动静""迟数（脉之快慢）""盛衰""标本""虚实""上下""补泻""寒热""轻重""正反""贵贱""天地""贫富""少长（年少与年长）""怯勇""远近""多少""正邪""未病已病""左右"，等等；还说"夫阴阳者，数之可十，推之可百，数之可千，推之可万"，提示这种对立互存是无穷无尽的。

在《道德经》中同样可以列出无数："有无""天地""难易""长短""高下""前后""古今""动静""曲直""强弱""刚柔""生死""奇正""祸福""大小""有余不足"，等等。

从创建中国新医学的角度，还可引申出诸如"人与自然""微观与宏观""局部与整体""精准与模糊""预防与治疗""医者与病者""消灭与改造""堵杀与疏导""攻邪与扶正""单一与综合""精神与药械"，等等。毛泽东用"矛盾"代替"阴阳"来论述"矛盾法则，即对立统一的法则"，和"阴阳互存"是一个意思。

"阴阳互存"提示要全面看问题，不能只看"阴"不看"阳"，即《矛盾论》所说"不能只看见树木，不看见森林"；要一分为二看问题，不能只看正面，还要看负面。笔者写到这里，刚好碰上新冠肺炎流行，2020 年 2 月 6 日《参考消息》转载了英报文章《人类"虐待"大自然后患无穷》，提示不能只看"人"不看"自然"，人如何与大自然协调相处值得认真研究。2020 年 2 月 11 日《参考消息》转载了美国《时代》周刊网站文章总结了流行病医疗史中的四条教训：① 交通发达，传染病蔓延加速，提示交通发达有利有弊；② 每次疫情只关注微生物，而忽视生态和环境大局，提示"微观"与"宏观"要兼顾；③ 科学可能成为预见新流行病的"陷阱"，提示"科学"要一分为二来看；④ 流行病期间用词不当可导致排外和偏见，提示抗疫要"虚"与"实"并重。

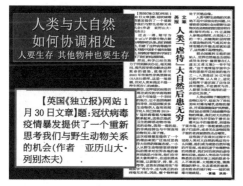

人与自然关系值得思考

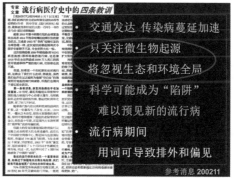

需要局部与全局兼顾

（2）"阴阳互变"

《道德经》说"反者道之动"，提示运动总是向相反方向。如"兵强则灭，木强则折""物壮则老"，就是"强"向"弱"转变；"弱之胜强，柔之胜刚"，就是"弱"向"强"转变。《黄帝内经》则认为阴阳是"变化之父母"，提示阴阳是变化之源；又说"阴阳相贯，如环无端"，就是"阴阳互变"的无穷无尽。

总之，"阴阳互变"的特点是："变"永不停息，"变"总是向相反方向，"变"的时机是"物极必反"，"变"的限度是"过犹不及"，"变"的原因是外因通过内因起作用，均提示要动态地关注对立双方。"阴阳互变"可以有剧烈的形式，如战争；也有温和的形式，如和平共处（也有斗争）。即毛泽东所说："矛盾和斗争是普遍的、绝对的，但是解决矛盾的方法，即斗争的形式，则因矛盾的性质不同而不相同。"当阴阳明显失衡，就可能出现剧烈的互变方式（如战争）。

笔者体会，诸如"出生入死""物极必反""盛极必衰""过犹不及""合久必分，分久必合"，等等，都属于阴阳互变这个自然法则。前面已说过，例如"出生入死"，大至宇宙，生物与非生物，小至病毒，尽管各自变化的周期不同（宇宙以亿年算，人以百年算），都离不开这个法则，即从出生便启动了死亡的进程。欧美鼎盛几百年，必有衰期；中国积弱几百年，却在崛起。《三国演义》开篇便是"天下大势，分久必合，合久必分"。为了记住我国历史，笔者小时候便已背过"唐尧夏商周，秦汉晋隋唐，宋元明清民国"，其实这个朝代更迭的历史，就是一个持续不断的"盛""衰"互变的历史。要强调的是，这些法则都是自然法则，是自然界通过"阴阳互变"来恢复失衡，不是人所能改变的。

（3）"阴阳中和"

《道德经》说"多言数穷，不如守中"，这个"守中"是持守虚静之意，即老子中正之道、无为之道，笔者体会即"顺应自然"；有研究称"守中"即儒家的"中庸"，如《论语》所说"礼之用，和为贵"，和谐、协调、不走极端；也有认为是马王堆帛书《黄帝四经》讲的"平衡"。《道德经》又说"万物负阴而抱阳，冲气以为和"，这里的"和"是指"阴阳互变"形成和谐状态，笔者体会，达到和谐是阴阳相搏的结果，这好比谈判双方都有各自的利益底线，经过讨价还价，最终达成协议。

《道德经》又说"天之道，损有余而补不足"，意即有余则减，不足则补。所以"守中"也有"中和"之意。《黄帝内经》说"阴平阳秘，精神乃治"，意即要追求阴气平和、阳气固密；又说"不足则补，有余则泻"，又说"无使过之，伤其正也"。笔者体会，都是"阴阳中和"的意思，即通过"阴阳互变"直至不偏胜，即阴阳中和，恢复和谐、协调、平衡、避免干预过度。这就是"道"，就是自然法则，均提示处理自然与社会失衡要重视恢复阴阳和谐、协调、平衡。由于事物的"变"是绝对的，为此"复衡"只是相对的、暂时的，新的"失衡"又会接踵而来。人的"生老病死"就是一个不断"失衡"和"复衡"的过程，把病治好，只是恢复了"病"导致的失衡，但"老"的进程（失衡）仍在继续。

"阴阳中和"是自然界自身恢复阴阳失衡的一种办法，也是我们处理自然界与人类社会关系的大法，人类干预自然应尽可能不太偏离自然法则，这也是当前井喷式科技发展需要思考的问题。《参考消息》2019 年 12 月 8 日转载文章所示，由于人类工业化的"过渡"，大自然便采用"气候变化"来"复衡"，包括气温上升、冰盖融化、海水酸化、极端天气等。2019 年末以来，新冠肺炎全球流行，导致"人类暂停"，暴雨成灾，水灾横行，等等，这也许就是自然法则的"中和"。同样 2020 年 2 月 4 日《中国科学报》转载文章所示，原子弹出现引起人们焦虑而设"末日时钟"，就是人类意识到失衡的风险而采取的"中和"。显然前者是强有力的，而后者则是微弱的。

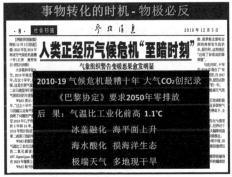

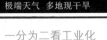

一分为二看工业化

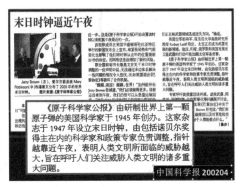

核聚变研究的祸与福

自然法则总是不断使万物恢复某种平衡，人类的干预越大，自然界复衡的力度也越大。以疏为主的都江堰水利工程，因为人类对大自然的干预较小，自然界对其纠偏也小，从而成为 2 300 年来全球唯一仍在用的水利工程。而高度达 111 米，以堵为主的埃及阿斯旺水坝，对大自然的干预极大，20 年后便出现明显生态失衡，这是大自然自身应对的结果，也就是自然界的"阴阳中和"。因此，通过自然的反馈可提示人类干预的"偏离"程度。

笔者还有幸看过位于浙江丽水的通济堰古水利设施，建于公元 502—519 年，是一个以引灌为主、蓄泄兼备的水利工程，至今应用 1 500 年，是世界上最早的拱坝，2014 年被列入世界灌溉工程遗产名录，其坝高仅2.5 米。在安徽歙县徽城镇又看到鱼

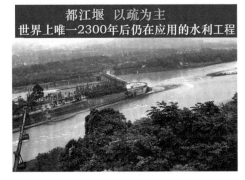

以疏为主的都江堰水利工程

梁坝古水利，距今 1 400 年仍在应用，落差仅 2.9 米；一位古建筑专家说，鱼梁坝的设计、建设和功能，可与都江堰媲美，被称为"江南第一都江堰"。两个古水利设施为什么能应用至今千余年，笔者以为，从坝高可见对大自然的干预小，这可能是重要因素，提示工程设计也要考虑"阴阳中和"。

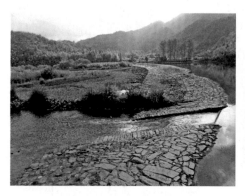
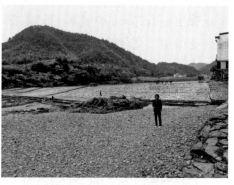

浙江的通济堰古水利设施　　　　　　　　　安徽鱼梁坝古水利设施

　　回顾历史，西医对付传染病基本采取"消灭"的方针，抗菌药物的出现为控制多种烈性传染病起到关键作用，发现者并因此获诺贝尔奖；但抗菌药物的过度应用导致出现超级细菌，这是自然界针对"过度"应用的纠偏，因为人要生存，细菌也要生存。此时笔者看到早年中医治疗 SARS（"非典"）的一篇报道：岭南中医泰斗邓铁涛说，我们的治疗不是杀灭病邪，而是祛除，赶走它。主要目标不在（病毒）那里，而在人体上面。中医有一句话叫作"正气存内，邪不可干"，笔者体会这就是"阴阳中和"的处事方式，是中医和西医对付传染病在哲学思维上的不同。同样，人与自然的关系，也需要思考"阴阳中和"，如"人类纪"反映人类对自然的干预过度，是值得研究的。中国的"和"文化，就是提倡"阴阳中和"来处理社会失衡，尽可能避免战争（硬碰硬）所导致的矛盾激化（阴阳进一步失衡）。"阴阳中和"从另一个角度来说，就是做什么事都要掌握"度"，过多不好，少了也不好；好比运动有益健康，但过度运动却有损健康。

　　那么，有什么办法可以检验是否做到"阴阳中和"呢？毛泽东在《实践论》中说："实践、认识、再实践、再认识，这种形式，循环往复以至无穷，而实践和认识之每一循环的内容，都比较地进到了高一级的程度。"人们只能通过实践去检验是否做到"阴阳中和"，而每次实践只能提示当时认识的正确与否，而并不能认定为永恒的真理，因为毛泽东又说："客观现实世界的变化运动永远没有完结，人们在实践中对于真理的认识也就永远没有完结。"为此，随着时间推移，需要再实践，才能再验证认识的正确与否，并"循环往复以至无穷"。中华哲学认为"道"是"周行而不殆"，即永恒的变，为此中医的"辨证论治"，不断随着疾病的变化而变动治疗，体现了中华哲学的这个核心理念。

中华哲学思维确实如同《系辞》所说"一阴一阳之谓道""百姓日用而不知"，不是吗？例如我们常说"要两条腿走路"，其实就是中华哲学思维最通俗的概括。"两条腿"代表一阴一阳，"两条腿走路"包含着三层意思：① 人能够直立用两条腿走路，是大自然的安排，如果用一条腿走路，就会跌倒，因为没有顺应自然，如老子所说"不知常妄作凶"。两条腿走路，左腿和右腿缺一不可，亦即"阴阳互存"，不能只看"阴"不看"阳"；② 两条腿走路，两腿总是前后互变，这不就是"阴阳互变"吗？"变"总是向对立面转变，通过不断"互变"，人就不断前进；③ 人之所以能走路而不跌倒，是因为两条腿不断从"失衡"（一条腿支撑的瞬间）变为"复衡"（两脚落地时），这就是"阴阳中和"，这是动态的"中和"。

笔者总结之，"易""道""阴阳""矛盾"是中华哲学的根基，笔者认为：我们生活的世界存在着一个不变的"自然法则"，即"道"；"道"即永不停息的"变"；"变"总是对立双方的互变；"阴阳中和"既是自然法则，又是处理自然和社会问题的大法；由于"变"是永恒的，"阴阳中和"也只能是动态、相对的。换言之，要顺应自然，要全面看问题，要一分为二看问题，要动态看问题，复衡是处理自然和社会问题的重要原则，而反复实践才能检验正确与否。

关于中华哲学思维的管见
- 存在着不变的"自然法则"—"道"
- "道"即永不停息的变
- "变"是对立双方互变
- "阴阳中和"是自然法则
  是处理自然和社会问题的大法
- 要顺应自然
- 要全面看问题，一分为二看问题
- 要动态看问题
- 复衡 和谐 是处理自然和社会问题的大法

关于中华哲学思维的管见

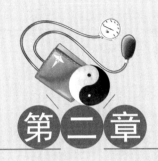

第二章

探究中华哲学思维在
医学中的应用

这一章中将探讨中华哲学在医学实践（主要从西医角度）中的应用。这里将多次重复关于中华哲学思维的基本概念："易""道""阴阳""矛盾"是中华哲学的根基，世界上存在着一个不变的"自然法则"，即"道"；"道"即永不停息的"变"；"变"总是对立双方的互变；"阴阳中和"既是自然法则，又是处理自然和社会问题的大法；由于"变"是永恒的，"阴阳中和"也只能是动态的、相对的。换言之，要顺应自然，要全面看问题，要一分为二看问题，要动态看问题，恢复失衡是处理自然和社会问题的重要原则，而反复实践才能检验其正确与否。

我们将从"顺应自然""阴阳互存""阴阳互变"和"阴阳中和"四个方面来展开，并强调实践是检验正确与否的唯一标准。其目的是从中华哲学角度，探讨补充现代医学的短板，使之更上一层楼，是"补台"，不是"拆台"；并在此基础上，构建中国新医学的雏形。

另外，由于侧重点不同的原因，本章所用到的黑箱、白箱的论述在后面第三章中有更多的解释。

一、"自然法则"与顺应自然

中华哲学思维归纳起来就是"三变"——"不变，恒变，互变"。首先就是存在着一个"自然法则"，即"道"，这是不变的，不以人的意志为转移的。为此，新医学首先就是要"顺应自然"。人类通过智慧取得比其他生物更多的生存"优势"，应无可厚非；然而如果因此过多偏离"自然法则"，也将受到"自然法则"的纠偏（惩罚）。

1 从中华哲学看医学的基本任务

笔者只是肿瘤外科医生，对医学史没有深入研究，无意对整个医学做全面的论述，只打算从中华哲学思维的角度，探讨一下医学的任务框架。关于

"医学"的含义，古今中外有多种叙述，如英国《简明大不列颠百科全书》："医学是研究如何维持健康及预防、减轻、治疗疾病的科学，以及为上述目的而采用的技术。"《中国百科大词典》："医学是认识、保持和增强人民健康，预防和治疗疾病，促进机体康复的科学知识体系和实践活动。"下面只是笔者对医学的任务的粗浅看法。

（1）医学是对"生老病死"这个自然法则重大失衡的适度干预，可助人终其天年

《道德经》只有"出生入死"，就是人一出生，就启动了死的进程。而"生老病死"的描述据说是北宋才有，姑不去追根溯源。"出生入死"通常理应包括老和病，如果没有"老"和"病"，除非意外，人就不会死亡，这是自然法则中必然出现的过程，是不以人的意志为转移的。换言之，"老"和

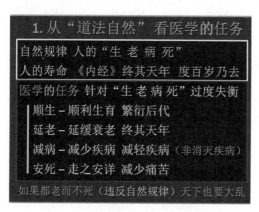

从"道法自然"看医学任务

"病"不是人能够根本干预的。为此，医学的任务就是：顺生，延老，减病，安死；主要是针对"生老病死"的重大失衡。"顺生"就是保障人类繁衍生息的顺利；"延老"就是对不正常早衰的适度干预，延缓衰老，争取活到天年；"减病"就是减少（预防）和减轻（诊治）疾病，而不是消灭疾病；"安死"是使走之安详，减少痛苦。

从中华哲学角度，事物总是在永不停息地"变"，生老病死就反映人生不断的"变"。医学主要干预导致重大失衡的"变"，而干预应该以复衡为目标，即前面说的"阴阳中和"或中医的"阴平阳秘"，所以称为"适度干预"。总之，人们对"生老病死"既要顺应自然，又要对重大失衡给予适度干预。

从哲学思维角度看，小毛小病应不算"病"，它是自然法则的"必然"过程，正如天气的"晴"和"雨"是常态，无须干预，除非台风暴雨，因为人体有强大的恢复能力。然而笔者不解的是，当下每见普通伤风感冒便到医院去打"吊针"，还用抗生素。在2011年2月10日《科学时报·读书周刊》上偶见《最好别用药》的文章（下页左图），其中有这样一段话："应当了解医药的局限性，少用药，巧用药和最好不用药。世界上不缺药物，缺乏的是用药的思维和方法，以及

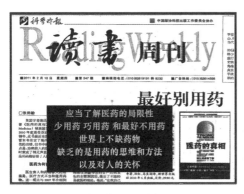

"最好别用药"的报道　　　　　　　　"中国式控癌"的个人看法

对人的关怀。"确实，好比下象棋，车马炮固然重要，但取胜还是靠棋手的思维，亦即战略战术，以及取胜的决心和勇气。另外，英国学者有《最佳疗法常常是不实施治疗》的文章（《参考消息》2004 年 4 月 8 日转载）也值得参考。

（2）笔者从中华哲学思维角度对"中国式控癌"的认识

作为从事癌症治疗的医生，右上图是笔者对"中国式控癌"的最简单概括。

1）之所以将"抗癌"改为"控癌"，是因为癌细胞来自正常细胞，既有对抗性矛盾，又有非对抗性矛盾，癌细胞是可能"改邪归正"的。从"阴阳互存"的角度，要兼顾阴与阳。针对对抗性矛盾，用得上"消灭"；而针对非对抗性矛盾，则需要"改造"，为此要"消灭与改造并举"。

2）对付癌症的目标是减少癌灶和减轻癌症病情，而不是完全消灭癌症。因为癌症是"生老病死"这个自然法则中"病"的一种，目标是达到《黄帝内经》所说"阴平阳秘"。减少癌症重在预防，就是在"未病"与"已病"中抓住"未病"这个重点。

3）有效的预防需要结合国情这个"实际"。如果不抓"烟不离手，酒不离口"等国人的不良生活方式，癌症只会越治越多。

4）早诊早治是减少和减轻癌症的关键。也就是在"早期"和"晚期"中抓住"早期"这个重点。目前在一些癌症中心，早诊早治的成效不错，但只是橱窗里的东西，需要推广。我国有 14 亿人口，只有发展出"简便、易推广的早诊"，才能达到全国推广。我们早年搞肝癌早诊早治，用的是验血中甲胎蛋白，尽管不能覆盖所有的肝癌，但这个办法简便易行且价廉，能够在更多人群中使用，所以半个世纪以来仍在应用。

5）癌症是难治之症。如老子说要"为之于未有"，需要不断创新，发展有我国特色的原创新疗法，尤其是能惠及广大人民的疗法。

6）控癌战需要好的肿瘤医生，医生也面临"人文"与"医术"的深入结合问题。笔者以为两条最重要：一是拥有多快好省治好癌症的办法——所谓"多快好省"，就是能惠及全民；所谓治好，也包括有生活质量的"带瘤生存"，病人活着、活得好好的是硬道理。二是既治病，又治人的肿瘤医生——所谓"能治病"，即《黄帝内经》所说"顺者为工，逆者为粗"，医者要有人文与医术深厚的医道观；所谓"治人"，不是把病人看作机器来修理，而是把病人看作有思维、有情感的社会的人，从而能够调动病人主观能动性，因为"医＋患"两者积极性总比医者或患者一方积极性好。《黄帝内经》说"病不许治者，病必不治，治之无功矣"，放弃治疗了再好的医药也难奏效。这样看来，现代肿瘤医生所应该追求的，除体现高水平的所谓"SCI论文"外，还有更广阔的发展领域。

2 从中华哲学看生命与养生

在地球这个星球上，大自然安排了五彩缤纷的生物谱，人类便在其中。与其他生物相比，人类还有智慧，这也是"自然法则"给予人类的惠赠。人类通过智慧与努力，可以取得比其他生物更优惠的生存优势。然而从众生平等的角度上看，人类仍然是地球生物这个大家庭中的一员，理应没有太多的"特权"。

（1）要珍惜生命

一个人来到这个世界上不容易，父母的艰辛，朋友的帮助，国家的培养，还有保持人类繁衍的历史使命，所以要珍惜生命。从中华哲学思维的角度，笔者以为珍惜生命的核心是"道法自然"，就是要顺应自然。在社会环境下，人生不外乎"奉献"与"享受"。对家庭，对国家，对人类的奉献；享受就是享受"奉献之乐""天伦之乐""交友之乐""兴趣之乐"等。生存10年以上肝癌病人，

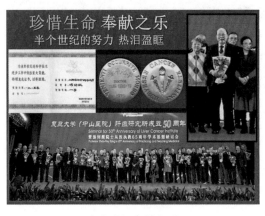

半个世纪奉献之乐

在 1991 年上海国际肝癌肝炎会议开幕式上的大合唱，引起与会国内外学者的轰动，因为过去肝癌被认为是不治之症；上页图是 2019 年生存 20 年以上的肝癌病人，在大合唱后与医生团队的合影。正值虚岁九十的笔者，也从中享受到半个世纪从事肝癌早诊早治之乐，这就是"奉献之乐"。总之，一个人来到这个世界上，就是要"活得有意义""活到天年"。要达此目的，就要处处事事争取对外对内的"阴阳中和"。

（2）人类的寿命是有限的

所谓"活到天年"，从哲学思维角度看，人的寿命是有限的。其实自然界的万物，包括生物与非生物，都有"生老病死"，这是"自然法则"。据研究，恒星的寿命从几百万年到数千亿年不等，我们每天看到的太阳，寿命据说可达 100 多亿年；恒星从最初的原恒星（胚胎）——主序前星（开始发光，幼年）——主序星（稳定发光，青壮年）——红巨星（暗红，中老年）——白矮星（老年）——超新星爆发（死亡），这就是恒星的"生老病死"。大象再大，也只活 60~70 年；老虎再凶，寿命也不过 20 年左右；当今人的寿命，和两千年前《黄帝内经》所说的"终其天年，度百岁乃去"应该不相上下。老百姓也常说"祝您长命百岁"，而不是千岁。不久前笔者看到联合国人口基金会的一个统计（下表），1969 年与 2019 年全球人均寿命对比：2019 年的人均寿命，发达国家如美国为 80 岁，英国和德国都是 82 岁，日本最高为 84 岁；我国大陆为 77 岁，全球为 72 岁。为此"度百岁乃去"，至少在未来几百年乃至上千年应无大变动，这就是所谓"先天定数"，这好比不锈钢盒子总比塑料盒子耐用。古代帝王寻找"长生不老"之术，从来也没有成功过，因为违反了"自然法则"。臣子对帝王喊"万岁"，而中国历代帝王中最长寿的清代乾隆皇帝也只有 89 岁。

1969 年与 2019 年全球人均寿命对比

国家或地区	1969 年人均寿命（岁）	2019 年人均寿命（岁）	增幅（岁）
美国	71	80	9
英国	72	82	10
德国	71	82	11
日本	72	84	12
中国大陆	58	77	19
全球	56	72	16

（3）"长寿研究"目的是"终其天年"

当下关于"长寿"的研究，实际上也主要希望达到"终其天年"，当然借助人类智慧，预期寿命略超百年也有可能。笔者看到2019年11月25日《参考消息》的一篇报道《抗衰老研究不断发展》，美国的研究提示："人类即便在理想生存环境下寿命也难超过115岁。"尽管研究预测本世纪末人类寿命也可能达130岁，但届时将面临一系列复杂的社会问题。确实，人要是都"老"而不"死"，天下也要大乱。老年社会已是当今社会重负，青老失衡也导致社会混乱，等等，其后果无须细说，因为破坏了"自然法则"，"自然法则"可能通过各种方式进行纠偏。2019年7月15日《参考消息》上的一篇报道指出，三位诺贝尔奖得主倡导合理康养、适度运动以及和谐社会有助长寿，这

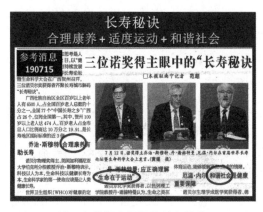

诺贝尔奖得主倡导的长寿秘诀

是比较现实的想法，争取活到天年，这也支持中华哲学思维的"阴阳中和"的重要。因为"合理""适度"和"和谐"都是"中和"的意思。但由于人体内外环境的变迁和生活方式等影响，也可能在"天年"范围内适度延寿或折寿。如有些人四五十岁便夭折，而有些人却活到百余岁，这就是所谓的"后天变数"。

（4）长寿与短寿，有先天定数和后天变数

《道德经》说："出生入死。生之徒，十有三；死之徒，十有三；人之生生，动之于死地，亦十有三。夫何故？以其生生之厚。"意是人从出生到死亡，长寿者约三成，短寿者约三成，奉养过分而死亦三成，何故？因奉养太过。笔者体会，这包含着先天定数和后天变数。所谓先天定数，如几代人都长寿的，其后代也多长寿；祖先多短寿的，后代也常短寿。从现代医学来看，这可能和遗传基因和所处的环境有关，其中遗传相关的因素难以改变，所以叫先天定数。但笔者关注的是后天变数，两千多年前老子已注意到奉养过分而死的也有三成，这提示人的养生是否得当影响寿命，过分强调静养，或运动过度，包括营养补品，过犹不及。笔者以为，后天变数是人能够自己掌握的，尤其是"生活方式"。

（5）"终其天年"关键是遵循"阴阳中和"的自然法则，重点是"恒动"

从中华哲学思维角度，笔者以为"养生"的重点就是遵循自然法则，自然法则的重点就是永不停息的"变"，以及"阴阳互变"。笔者以为"两动两通，动静有度"有助养生。"两动"即动身体和动脑；"两通"即"二便通"和"血脉通"，同样都是"动"，是"变"。而"动静有度"就是要适度，即"阴阳中和"。两千多年前的《黄帝内经》对养生已有精辟的论述："上古之人，其知道者，法于阴阳，和于术数，食饮有节，起居有常，不妄作劳，故能形与神俱，而尽终其天年，度百岁乃去。"其中"法于阴阳"，阴阳就是"恒变"和"互变"，就是"恒动"（永恒的动）；其中"饮食有节""起居有常""不妄作劳"都贯彻了"适度"的生活方式的意思，亦即"阴阳中和"这个自然法则。

（6）养生不能脱离"天人相应"

养生还是要兼顾人与自然的关系，这就是中医强调的"天人相应"观，即《黄帝内经》所说"人与天地相应者也"。过去主要是"天"影响"人"，随着人类科学发展，现在变成"人"也可影响"天"，工业化过度导致温室效应、气候反常就是一例。当今地球，大自然要保持五彩缤纷的生物谱，需要有"阴阳中和"的法则，保持各种生物的和谐、协调相处。对付传染病，人要生存，细菌也要生存，如果人类致力于把细菌都消灭，最终人类也无法生存，同样是因为破坏了自然法则。笔者搞癌症研究，最新的研究也提示，细菌之于癌症也是一分为二的。2018年《科学》报道，抗生素杀灭细菌，降低了最新免疫治疗的疗效；2019年顶尖杂志报道，瘤内细菌/真菌及肠道菌群，对胰腺癌的癌变与疗效，有正反两方面的影响。

所以医学在养生方面的目标就是"助人终其天年"，要达到这个目标，首先就是要顺应自然，不做违反"自然法则"之事，重点就放在"后天变数"的处治方面。中国医学，因为有了在中华哲学思维孕育下的中医，和西医互补，取长补短，有机结合，将能形成崭新的医学以贡献于世界。

3 从中华哲学看疾病的源头

大自然既然给人类以智慧，人类通过自身的智慧，以期获得比其他生物更多的生存"优势"，理应无可厚非。然而如果人类追求无度，不知节制，如

《黄帝内经》所说"不知持满"，对大自然干预过度，超越了"自然法则"，大自然必定会以各种方式维护"自然法则"，这就是大自然的报复和纠偏，疾病当属其一。如果不从哲学角度追根溯源，疾病只会越治越多。

前述中医的"天人相应"，是重视人与大自然的相互关系。《黄帝内经》认为："阴阳四时者，万物之终始也，死生之本也。逆之则灾害生，从之则苛疾不起。"提示疾病的源头还可追溯到宇宙深处，强调顺应自然。现代科学也提示来自宇宙深空射线、太阳风暴、地球磁场等对生老病死的影响，历史业已证明水灾、旱灾、地震等天灾与疾病的关系。

（1）人类对大自然过度干预是研究疾病源头的重中之重

中华哲学思维主张一分为二看问题。现代科技井喷式发展，既可造福人类，也可毁灭人类。工业化导致的气候问题，国外有专家曾持续研究从太空拍摄到的地球照片，2012年和1978年相比，三十几年的排放，已使地球蒙上一层厚厚的灰尘，气候问题已被提到"末日时钟"的意义上去思考；塑料导致的生态危机也给人类远景蒙上阴影。2019年《自然》（*Nature*）上的一篇文章说：为何"地球计划"（癌症、气候、塑料）比"登月计划"更难？看来，如果科学没有哲学的引领，忽视"阴阳中和"，人类前景堪虞。当今人类一方面在研究"长寿"，另一方面又以更大的步伐制造"折寿"的环境。

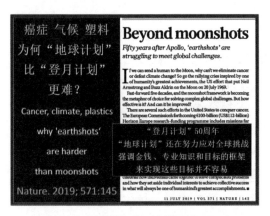

地球计划比登月计划更难

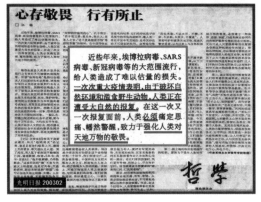

要强化人类对天地万物的敬畏

当下新冠肺炎全球流行，对野生动物的过度干预，成为话题。《光明日报》2020年3月2日15版的一篇文章说："一次次重大疫情表明，由于破坏自然环境和滥食野生动物，人类正在遭受大

自然的报复。"2020 年 3 月 14 日
8 版另一篇文章说，对野生动物
不打扰就是最好的相处方式，不
打扰的根本是树立正确的价值理
念，而中华文明历来强调"天人
合一"的自然观。这也是中华哲
学强调的"阴阳中和"，人与大
自然要和谐、协调相处。

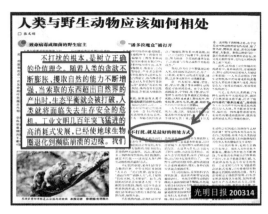

中华文明的"天人合一"观

纵观人类历史，就是一部不
断与传染病争斗的历史。14 世纪
欧洲的"黑死病"（鼠疫），1918 年的"大流感"是人类难忘之痛。时下的新
冠肺炎全球流行，笔者亲历也终生难忘。世界卫生组织曾有对大流行加速的
描述：从第一例到全球达 10 万例用了 67 天，接下来增至 20 万例只用 11 天，
增至 30 万例仅用 4 天。笔者因疫情在家数月，2020 年 3 月 16 日和 5 月 16 日
比较：仅仅两个月，全球（中国以外）确诊病人从不到 9 万，猛增至 457 万
（其中美国近 150 万，居全球首位）；死亡人数从 3 千多，猛增至 30 万（美国
最多，近 9 万例）；涉及 210 个国家或地区；连英国首相也确诊，并曾进入重
症监护室；而且病毒已在全球变异出 3 种毒株。

新冠病毒肺炎全球大流行，世界卫生组织估计，其致死率大概是流感的

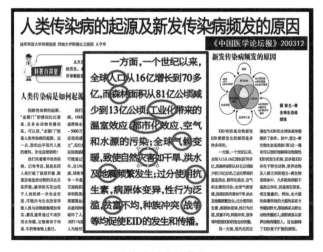

传染病肆虐的背景

10 倍。世界各地封城，一片狼藉。笔者以为，如果从自然法则角度，其流行不能光看病毒，还与诸多因素有关。《中国医学论坛报》2020 年 3 月 12 日刊载的陆军军医大学王宇明教授的一篇文章（上页下图）指出：世界人口迅速增长，资源开发过度，森林面积减少，工业化增强温室效应，气候变暖引起灾害，城镇化带来的空气和水源污染，抗生素过度应用，对野生动物的过度干预，贫穷与战争，等等，归纳起来就是人类对大自然的干预过度，导致"自然法则"的纠偏（报复）。科学是一把双刃剑，例子比比皆是。交通发达和传染病快速传播，电脑、互联网和颈椎病，科学饲养（激素、抗生素）和肥胖，手机过用和脑瘤，基因编辑、生物技术的滥用和生物安全风险，等等，再一次提醒人们，科学发展也需要一分为二，需要有中华哲学思维的引导。

（2）不当生活方式同样是研究疾病源头的重要方面

《黄帝内经》说："内外调和，邪不能害。"《矛盾论》说："唯物辩证法认为外因是变化的条件，内因是变化的根据，外因通过内因而起作用。"现已证实，不当生活方式是导致很多疾病的源头。在我国，2017 年慢性病成为人口死亡主因，前 10 位依次为：中风，缺血性心脏病，慢性阻塞性肺病，肺癌，道路交通伤害，新生儿疾病，肝癌，糖尿病，颈痛，抑郁症。其中前 4 位就和吸烟密切相关，而"烟不离手"要改，难之又难。2019 年 7 月 13 日《参考消息》转载英国伦敦大学玛丽女王学院网站上的一篇文章指出，我国居民口味重，吃盐比西方多一倍，也是心脑血管疾病重要因素；2020 年 3 月 27 日

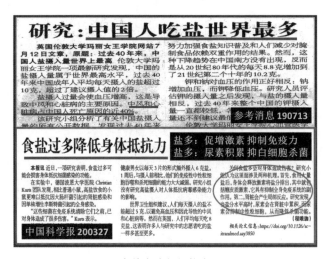

食盐多降低抵抗力

《中国科学报》上的一篇报道指出，食盐多，通过多种机制，还可降低身体抵抗力。

电视剧过去"烟不离手"，现在变成"酒不离口"。笔者不敢强调"戒酒"，因为东西方几千年文明就有酒文化，所以主张"少酒"。笔者从事癌症临床与研究，我国流行病学家发现我国肝癌与乙型肝炎、黄曲霉毒素和饮水污染有关，而在北方肝癌还要加上酗酒。最近 2018 年 1 月 7 日《参考消息》第 7 版的一篇文章引用《自然》一个报道说"饮酒确增患癌风险"，饮酒与口腔癌、喉癌、食道癌、乳腺癌、肝癌、肠癌 7 种癌症有关，其机制是乙醛损害造血干细胞 DNA 而引发癌症（左图）。其实《黄帝内经》早就指出折寿的因素中就有"以酒为浆"。过去穷，"迈开双腿"，走路，骑车上班；现在富，"汽车代步"，运动少了。国际顶尖杂志《柳叶刀-肿瘤学》2017 年第 8 期一篇报道称：静坐（运动少）、酒精、肥胖均增加癌症风险（右图）。

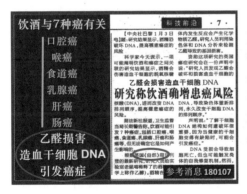

饮酒增癌症风险

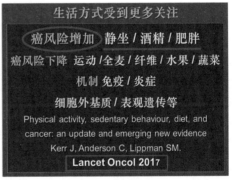

生活方式与癌症

笔者惊讶地发现，因"颈痛"死亡从 1990 年的第 21 位上升至 2017 年的第 9 位，不禁让笔者联想和电脑、互联网长时坐姿不正的关系。1993—2011 年，笔者有幸主编三版《现代肿瘤学》，脑癌从未入列我国十大癌症死因；不久看到 2013 年我国癌症死因中脑癌位列第七（男性）、第九（女性），2015 年脑癌则位列第八；与手机过用是否有关呢？因为手机致癌的正反报道从未中断。经济发展后富起来是好事，但也要一分为二：城镇化，新居装修污染，人口过度集中，空调的负面问题，金钱绑架的"竞争"过劳，等等，也是"富贵病"之源。

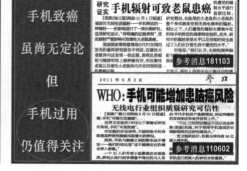

脑瘤进入前十位癌症死因　　　　　　　手机过用值得关注

总之，对疾病原因的研究，需要有更广阔的视野，需要从源头去思考，而不能单纯针对细菌、病毒等的直接病原体。其中，人类对大自然的过度干预，以及不良生活方式是重中之重。正如钱学森所强调的整体与部分的统一，认为整体是相对的，它既是更大系统的部分，又是本系统的整体。所以疫病病因研究，既要研究细菌／病毒这个"部分"，也要研究"人类对大自然的干预"这个"整体"。

4　从中华哲学看疾病预防

通过预防减少疾病是医学的重中之重，中华哲学对此也早已有论述。如《道德经》说要"治之于未乱"。又如《黄帝内经》说"上工治未病，不治已病"；又说"必顺四时而适寒暑，和喜怒而安居处，节阴阳而调刚柔，如是则僻邪不至，长生久视"，这些都是对疾病预防提出的精辟论述。疾病的预防就是要减少疾病，而不是完全消灭疾病，因为疾病是"不变"的自然法则"生老病死"中的一部分，是不可能被完全消灭的。

（1）避免对大自然的过度干预是减少疾病的根本

从自然法则是"不变"的角度，避免对大自然的过度干预是减少疾病的根本。《道德经》说"为无为，则无不治"，为无为，不是无所作为，而是要顺应自然，不做违反自然法则之事；又说"不知常，妄作凶"，如果不按客观规律办事，妄动招祸；又说"知止可以不殆"，过犹不及，凡事适可而止即不会有险。为此，要重视"阴阳中和"，要与大自然和谐相处。前已述及人类对大自然的过度干预是疾病的源头，不再重复。工业化温室效应导致气候问题，已上升到"末日时钟"的角度去思考。新冠肺炎全球流行，国外有研究发现多国限制外出前后即见二氧化氮（NO_2）排放的明显下降，也许可视为大自然通过"阴阳中和"的纠偏。然而这种方式的纠偏，人类付出了惨重的代价。因此，人类必须重视敬畏大自然，顺应自然，干预有度。

笔者搞癌症临床，1978 年出席在阿根廷召开的第 12 届国际癌症大会，印象最深的是一个关于癌症病因的报告，那时一位学者说："80% 癌症来自我们呼吸的空气、喝的水和吃的食品。"40 年过去，由于人类对大自然的过度干预，这种趋势不仅没有好转，反而变本加厉，包括工业排放、气候变暖、城镇化、汽车代步、装修污染等。已有报道，淮河污染使周边地区癌症死亡率上升；最近报道，长三角 80% 童尿中测出抗生素；科学养殖导致抗生素、激素、农药对食物的污染。所有这些使致癌物增加，人体抵抗力下降，从而增加癌症风险。

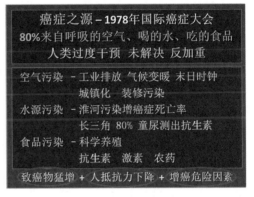

癌症之源——空气、水与食品

（2）改善生活方式是减少疾病的重中之重

前已述及不当生活方式同样是疾病源头。改善生活方式涉及诸多疾病，每个人都能做到，无须额外的干预，为此从预防疾病角度，理应作为重点。《黄帝内经》说"上古之人，其知道者，法于阴阳"，改善生活方式从哲学角

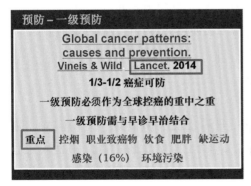

癌症一级预防与生活方式

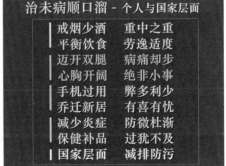

治未病顺口溜

度就是个人的"阴阳中和"。然而这个方面既是最容易的，又是最难的，为此需反复强调。笔者搞癌症临床研究，当前癌症已成为我国人口死亡的一个祸首。2014年《柳叶刀》的一篇文章说，1/3～1/2癌症可预防，而预防的重点主要还是改善生活方式。

笔者曾结合时病编了一个治未病的顺口溜，显然是不全面的，主要是针对大家自己能做到的生活方式：戒烟少酒，重中之重；平衡饮食，劳逸适度；迈开双腿，癌症却步；心胸开阔，绝非小事；手机过用，弊多利少；乔迁新居，有喜有忧；减少炎症，防微杜渐；保健补品，过犹不及；年度体检，一次不漏；国家层面，减排防污；绿水青山，胜过金山。

《黄帝内经》说"上工治未病"，就是要重视预防。① 就预防癌症而言，我国肺癌跃居癌症死因首位，吸烟"功"不可没，人所共知吸烟与多种癌症相关，但戒烟难之又难。电视剧已悄悄从"烟不离手"变为"酒不离口"，前已述及，饮酒也与多种癌症有关，但东西方有几千年酒文化，笔者只敢说"少酒"，不敢说"戒酒"，酗酒与癌症死因排第二的肝癌就关系密切。所以"戒烟少酒"要作为"重中之重"。②"癌从口入"并不过分，饮食占1/3的权重，要多吃全麦、多纤维、蔬菜、水果，少吃烧烤、腌制、霉变食品，强调低脂、低糖、低盐，总之要"平衡饮食"。③ 过劳应激促癌，但久坐也降低免疫功能，所以要"劳逸适度"。防癌最靠得住的是身体免疫功能，适度运动是防癌的重点，游泳比走路更好，但过度运动降低免疫功能；肥胖已成为癌症的一个因素，所以要"迈开双腿"。④ 现代医学已提示心理社会因素可影响基因组演变；为此，凡事既要积极应对，也要泰然处事，所以"心胸开阔，绝非小事"。⑤ 原子弹、切尔诺贝利/福岛核事故，辐射致癌人所共知；走在路上至少一半人在看手机，手机（电磁波）致癌正反报道不断，所以不是不用，而是不要"过用"。⑥ 笔者老伴乔迁新居不久便患恶性程度很高的乳腺癌，甲醛大幅超标难辞其咎；装修污染值得重视，开窗通风绝非小事，所以"乔迁新居，有喜有忧"。⑦ 炎症与癌症关系密切：幽门螺杆菌/慢性胃炎与胃癌、乙型/丙型肝炎与肝癌、胆囊炎胆石症与胆囊癌、慢性肠道炎症与大肠癌……关系明确，为此要防治相关炎症，以免日后癌变，所以说"减少炎症，防微杜渐"。⑧《黄帝内经》说"不足则补，有余则泻"，保健补品不是人人适合，尤其是过犹不及；最常用的抗氧化剂如维生素E还有促肺癌转移的问题。⑨ 笔者一位远亲教授，每天跑步，自以为身体不错，漏了一次年度体检，失去早诊早治机会，来找笔者时已是结肠癌肝广泛转移，不到一年便"走了"，所以"年度体检"要"一次不漏"。当然十分重要的减排防污，需要国家层面的治理，正如习近平总书记多次强调"绿水青山就是金山银山"。

（3）强身祛病是疾病预防治本之道

《黄帝内经》有句名言"正气存内，邪不可干"，习近平总书记在十九大报告中指出"实施健康中国战略"，所以强身祛病是疾病预防治本之道。笔者以为，从中华哲学思维"三变"（不变、恒变、互变）的角度来看，"恒变"（恒动）是实施强身祛病的重点。过去常说"生命在于运动"，这是符合自然规律的，人体从细胞、器官到整体都在不停顿地"运动"，如果"运动"停止，人也死亡。

所以笔者主张"两动两通，动静有度"的所谓养生之道。"两动"即动身体和动脑，"两通"即二便通和血脉通，都是"动"；但动要"有度"，也就是"阴阳中和"。笔者80岁后的10年，出了9本书：主编《现代肿瘤学》（第三版），写了《消灭与改造并举——院士抗癌新视点》等三部控癌高级科普书，写了《西学中，创中国新医学》，还从业余爱好出发，出版《汤钊猷摄影随想》等4本影集，作为与亲友交换礼品之用。此外，笔者每年都要应邀作十几次学术报告，所以每天上午都要到办公室"动脑"去完成这些任务。至于动身体，60岁后坚持游泳，参加过10年冬泳，随着年龄增长，逐步由每天800米减为500米，近年则减为隔天400米，不勉强，慢慢游。所谓"两通"，是指二便通和血脉通。笔者每顿都有一小碗青菜，保持大便通畅，对预防发病率明显上升的大肠癌应有用；前列腺肥大则用药物（保列治和可多华）保持排尿通畅。血脉通是每天吃6～7片丹参片（不是复方丹参片），至今45年，因为家人有脑梗倾向；我们的实验研究证明，丹参所含的一个组分丹参酮ⅡA，有助使血管内皮光滑，从而使血流顺畅。此外，就是保持身心的动与静——劳逸适度，泰然处事，少计得失。笔者听力差，手机也不用，倒可以专心做些事。归纳起来就是"动"与"适度"。"动"是老人最欠缺的，不仅身体要动，脑子动也很重要，不断有所追求，尤其退休以后，也许可以减少老年痴呆。其实"恒动"也正是中华哲学的核心。而"适度"则是老人需要掌握的，这就是"阴阳中和"，因为"过犹不及"。总之，正确的生活方式和心态，也许是强身祛病的治本之道。

从癌症防治的角度，适度运动抑癌，可提高疗效，并有其科学背景。如2017年《自然–癌症评论》（*Nat Rev Cancer*）的一篇文章列举了相关报道：最早 1944 年已有运动抑癌的临床前研究，2001 年有关乳腺癌术后运动可改善生活质量的报道，2005 年报告乳腺癌术后运动可降低复发与死亡，2009 年报告运动可提高化疗的疗效，2016 年文章指出运动抑癌的机制是由免疫（自然杀伤细胞）介导的。拙著《消灭与改造并举——院士抗癌新视点》一书中曾有"游泳和买菜能否作为处方"一节，2018 年 5 月 11 日《参考消息》转载的文章指出，现在已有学者认为"癌症病人除接受标准癌症治疗外，锻炼是可以采取的最佳医疗手段"，并总结说"我们对癌症疗法的态度、对怎样才能让人们获得最高生存机会需要有所改变"。为此，现在能说"游泳和买菜可以作为处方"，不会游泳可以买菜，买菜比没有目的走路要好。笔者不是说患了癌症不用去看医生，只需游泳就可以，但对于手术后的病人，游泳有助减少和延迟复发。有十几位病人做癌症根治术后，保持适度游泳，或合并干扰素治疗，得以长期生存。20 年前一位中年肝癌病人，术后 5 年内复发 4 次，做过再切除和 3 次射频消融术后仍有残癌，而每天游泳加每周两次干扰素治疗，至术后 18 年仍健在。

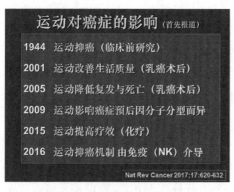
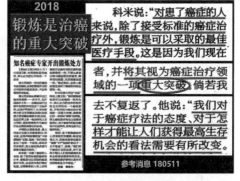

运动对癌症的影响　　　　　　　　　　　锻炼是治癌的重大突破

关于游泳抗癌的机制，笔者一位博士生在患肝癌裸鼠实验中发现：不游泳的实验鼠活 60 天，适度游泳的实验鼠活 69 天，过度游泳的实验鼠活 52 天。为什么有这样的差别呢？原来适度游泳可提高一种神经递质叫多巴胺的分泌量，多巴胺有助抑制肿瘤和提高免疫功能，有助抑制与癌症狼狈为奸的炎症，使人愉悦；过度游泳却降低多巴胺。2016 年著名杂志《细胞-代谢》（Cell Metabolism）的一篇文章报道，小鼠跑步可促进免疫系统去攻击肿瘤，使肿瘤长得慢一些，提示运动不是直接杀癌。国际杂志《临床肿瘤学杂志》

（*Journal of Clinical Oncology*）也曾有文章报道：每周 3 小时适度运动（骑车、慢跑、游泳、打网球）可延长前列腺癌患者的生存期。笔者还看到美国四万多男性人群的统计，全因死亡率最高的是不爱运动者，死亡率最低的是喜欢游泳者，游泳者比跑步者还要低将近一半。《黄帝内经》说"正气存内，邪不可干"，健康的身体是延寿、防病、治病的根本，适度运动必不可少，有中国哲学思维指导的太极拳等传统体育健身方式，是值得推广的。

《道德经》说"有无相生"，毛泽东说精神可以变物质。"2. 从中华哲学看生命与养生"（本书第 38～41 页）中的养生实际上就包括防病。笔者感到，中医在防病中，特别重视精神的作用，即"志意和"。这里再引《黄帝内经》的一句话："志意和则精神专直，魂魄不散，悔怒不起，五脏不受邪矣。"反之，"神劳则魂魄散，志意乱。"现代医学亦开始注意到神经系统对癌症的作用，早在 2010 年《柳叶刀-肿瘤学》（*Lancet Oncology*）一篇文章题目便是"神经系统在癌症发病中的作用"，文章指出，癌细胞的信息可通过神经体液传送至大脑，大脑随后可通过神经、内分泌、免疫系统对肿瘤生长作出调节。最新的文献，如 2020 年《自然-癌症评论》（*Nat Rev Cancer*）一篇文章说，交感／副交感神经与癌互动可促癌进展，提示调控交感神经系统对癌症防治的意义。癌症治疗（手术、化疗等）可影响病人身心，"压力大会加快癌症扩散"（《参考消息》，2016 年 7 月 1 日第 8 版）。实际上中医治疗"阴虚、阳虚"，其实质就是调控交感神经。

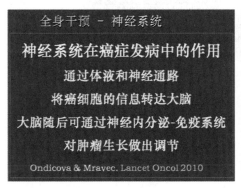

神经系统影响癌症

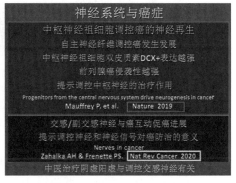

调控交感神经对癌症防控的意义

（4）在疾病预防上找到不过度干预自然的办法

新冠肺炎全球流行，人们寄希望于特异抗病毒药的制备和疫苗的研制。

回顾历史，抗生素的发明在烈性传染病的控制上起了重要作用。然而后来抗生素的滥用，导致超级细菌的出现。另一方面，疫苗的出现，给人们以更深刻的印象。1980 年世界卫生组织宣布全球消灭天花，据说这是迄今人类唯一通过疫苗消灭的疾病。卡介苗在控制结核病方面也起了重大作用。此外，狂犬病疫苗、脊髓灰质炎疫苗、麻疹疫苗的作用也毋庸置疑。第一次世界大战期间的流感大流行，导致 5 000 万人死亡。尽管后来流感疫苗也起了很大作用，但流感病毒不断发生变异，使流感疫苗的效果高低不一。对付癌症，疫苗也开始崭露头角。2019 年《柳叶刀》(Lancet) 一文说，人乳头瘤病毒疫苗将成为癌症预防的标志；2020 年《柳叶刀》(Lancet) 一文又说，如女性广泛接种人乳头瘤病毒疫苗，21 世纪末将可能基本消灭宫颈癌。实际上乙型肝炎疫苗，通过减少乙型肝炎从而减少肝癌发病方面也起了作用。

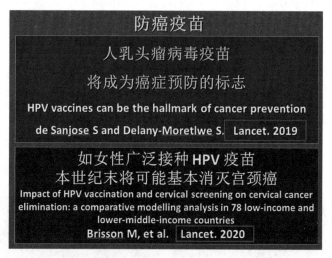

防癌疫苗问世

无疑特异抗菌 / 抗病毒药和疫苗是预防传染病的支柱，但从中华哲学的角度，前者旨在"消灭"细菌 / 病毒，如果过度，也必将引起细菌 / 病毒的反抗，因为人要生存，细菌 / 病毒也要生存，这也是自然法则。药物研制仍然重要，问题是如何用好，避免滥用。但从历史来看，人类与疫病的较量从未停止：14 世纪欧洲的黑死病（鼠疫），夺走几千万人的生命；第一次世界大战期间的大流感，同样使数千万人丧生；大自然不断变换手法，接下来出现艾滋病；2009 年美国甲型 H1N1 流感导致至少 1.2 万人死亡；埃博拉，中东呼吸综合征，南美洲的塞卡病毒病和当前的新冠肺炎，等等。这也是大自然通过"阴阳中和"对人类过度干预"纠偏"的结果。从这个角度看，笔者以为，疫苗更值得重视，因为疫苗旨在提高人体的抗病能力，改造机体而非直接消灭病原体，从而不会引起病原体过多的反抗。比起"以硬碰硬"战略，这是否更符合《道德经》"守柔曰强"的战略呢？同理，对付癌症也应"消灭与改造并举"。

（5）高精尖新与多快好省并举的预防

《道德经》说要"为之于未有"，就是要做前人没有做过之事，笔者体会这包括创新促预防。历史已证明科技创新对疾病预防所起的重大作用，如疫苗对天花的控制等。但从"阴阳互存"的角度，"高精尖新"和"多快好省"是一对矛盾，不能只看"阴"不看"阳"，要两条腿走路。为此，疾病预防也要高精尖新与多快好省并举。还是以新冠肺炎为例，高精尖新方面包括流行病学家、微生物学家、临床学家等的合作，如通过大数据的科学预测，病毒的鉴定、来源与传播，检测试剂的制备，特异药物和疫苗的研制，危重病人生命支持手段，等等，都带有高精尖新的性质。而我国疫情的防控，离不开党和国家的领导和全民的参与，通过戴口罩、勤洗手、保持社交距离、追踪、隔离、方舱建设、及时限制出行、中医介入等，看似很普通的手段，却取得了第一阶段的有效防控，再加上选用部分药物和新冠疫苗问世，国内新冠疫情基本控制。尤其是当前疫情全球流行，很多国家失控，更看出我国"并举"的效果，高精尖新与多快好省相辅相成，缺一不可。中华人民共和国成立后诸多疫情的控制，也同样证明了"并举"的重要性；毛泽东的《送瘟神》生动描绘了新中国百废待兴之初，在党和国家领导下，专业人员与群众运动相结合，流行病学家弄清病原、传播途径和方式、宿主，开展群众性灭钉螺，调集医疗资源，一举消灭血吸虫病；"爱国卫生运动"和全民健身的"工间操"也不容忽视。2020年5月份笔者看到《柳叶刀》（Lancet）在线发表香港大学的

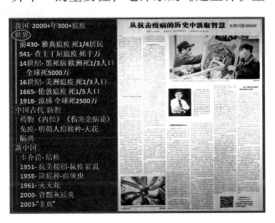

从抗疫历史中吸取智慧

一项Ⅱ期临床试验结果：在新冠肺炎轻中症病人中，早期使用洛匹那韦/利托那韦+利巴韦林+干扰素β-1b的三联疗法，可显著加快新冠肺炎病人的病毒核酸检测转阴和症状改善，缩短住院时间。这无疑是个好消息，然而此时全球新冠肺炎确诊病人已逼近500万，这一疗法也只能用于其中极少数病人。

总之，疾病的预防，同样需要从不同维度的"阴"与"阳"去思考。直接病因（局部）的预防固然重要，而引起病因的环境源头（整体）也不能忽视；同样，在研究细菌/病毒（外因）的同时，也不能忽视强身祛病（内因）的关注。现代医学也十分重视疾病的预防，然而在具体的理念方面仍有一些区别。例如西医重外因的预防，如研究疫苗；通过体育锻炼（跑步等）和合理营养以增强体质，但也常偏于"多益"的思维。中医则较重内因的调控，包括顺应自然、柔性锻炼（太极拳、气功）和精神修炼等。两者也有互补之处。

5 从中华哲学看疾病诊断

现代医学从器官、细胞再进入分子水平，加上电脑等科学技术的突飞猛进，疾病诊断也发生翻天覆地的变化。右图提示癌症诊断的粗略进展，小至1厘米或更小的癌已无处藏身。笔者以为，从中华哲学角度，疾病诊断有两个方面值得强调。

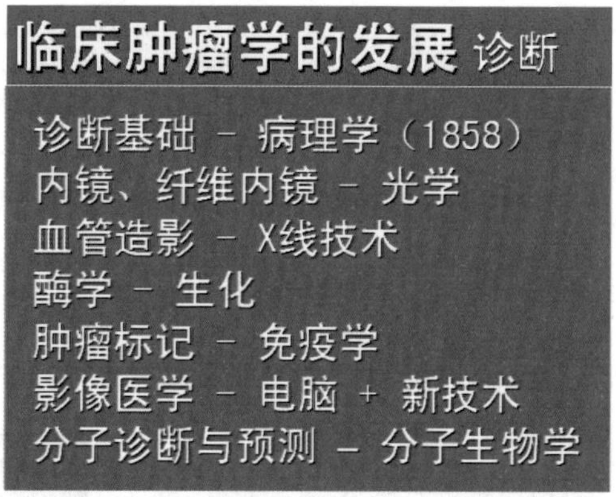

临床肿瘤学的发展 诊断

诊断基础 - 病理学（1858）
内镜、纤维内镜 - 光学
血管造影 - X线技术
酶学 - 生化
肿瘤标记 - 免疫学
影像医学 - 电脑 + 新技术
分子诊断与预测 - 分子生物学

肿瘤诊断的发展

（1）简便、易行、价廉的早期诊断

毛泽东在《矛盾论》中说："矛盾着的两方面中，必有一方面是主要的，他方面是次要的。其主要的方面，即所谓矛盾起主导作用的方面。"疾病有早期和晚期，这也是矛盾着的两个方面，那么哪方面是主要的呢？无疑，从疾病治疗的角度，早期远胜于晚期，因其事半功倍。

笔者搞癌症研究，1991年我们在上海召开国际肝癌肝炎会议，开幕式上请了约20位生存10年以上肝癌病人大合唱，引起国内外学者的轰动；2019年我们研究所50周年之际，又邀请了几十位生存20年以上的肝癌病人大合唱，引起更大的轰动。

确实，半个世纪前笔者进入肝癌领域之初，病人基本上是"走进来，抬出去（死亡）"。1971 年美国最大的癌症中心一位专家报道，全世界过去 65 年期间只收集到 45 位肝癌病人生存 5 年以上。而前几年我们研究所的不完全统计，已有 88 位生存 20～48 年的病人，他们中约六成来自小肝癌（早期）切除。现在病人变为又能"走出去（治愈或好转出院）"，主要因为早诊早治。肝癌之所以难治，重要的原因是病人到医院看病时大多已是晚期，只有一成的病人能够手术切除，切除后能生存 5 年以上的也只有一成多一点，所以肝癌曾被认为是不治之症。

20 世纪 70 年代，那时还没有超声和 CT，我们团队发现，单纯验血中"甲胎蛋白"便可诊断出没有症状的肝癌，没有症状的肝癌大多直径不到 5 厘米，所以叫"小肝癌"。小肝癌大多能够手术切除，切除后生存 5 年以上可达到五六成。这样肝癌便从"不治之症"变为"部分可治之症"。直到将近半个世纪后的今天，无论美国、意大利或日本的大样本病例统计，都认为肝癌预后的改善，主要归因于早诊早治。

当今癌症的早诊早治，已成为多数实体瘤疗效提高的主要方向。世界卫生组织说，癌症筛查和早期发现可以挽救生命，确实不少实体瘤的治疗都证明早诊早治的重要性。因为早期癌症：① 肿瘤小，局部容易被消灭，创伤小。很小的肝癌，除手术外，还可用射频消融、精准放疗等；很小的胃癌，还可用胃镜行黏膜下切除；早期乳腺癌还可用保乳手术。② 多未播散出去，容易一网打尽。同样切除，小肝癌与大肝癌比，生存率倍翻。③ 病人免疫功能较好，即使还有少量残留癌细胞，也容易得到控制。然而早期癌症多无症状，只能靠筛查、高危人群监测或年度体检发现。而这是一大堆人群，也正因为这样，所以全民普查难以进行。这就要求发展简便、易行、价廉的早期诊断，当年我们用验血中甲胎蛋白来诊断尚无症状的肝癌，尽管这种方法未能覆盖全部肝癌，但由于简便、易行和价廉，仍然沿用至今。

（2）局部与整体相结合的诊断

在 21 世纪医学诊断突飞猛进的今天，笔者却遇到不少啼笑皆非之事。

笔者甲状腺手术后声带闭合不全，常因炎症引起咳嗽，2002 年一次剧烈咳嗽导致腰椎骨折。主管医生怀疑病理性骨折，骨扫描果然发现颅骨、肋骨、股骨、骶骨等有不对称病灶；磁共振显像（MRI）也怀疑骨转移癌。加上超

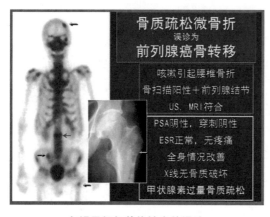

忽视局部与整体结合的误诊

声和 MRI 发现前列腺有多血管的"结节"，于是诊断为前列腺癌全身骨转移。但前列腺穿刺没有发现癌，主管医生说有些病人穿刺 5 次才获得诊断。多数会诊医生也认为不能排除前列腺癌全身骨转移。笔者想如果是前列腺癌，为什么前列腺特异性抗原（PSA）不高？除腰椎骨折处疼痛外，为什么怀疑骨转移部位不痛？笔者建议查一下血沉（红细胞沉降率），结果只有 8，属正常；癌转移通常脉搏快，而笔者卧床反而慢；全身情况也好转，为此没有同意再做前列腺穿刺。100 天后腰椎骨折痊愈而出院，至今 19 年健康如常。这次误诊，来源于医者相信各项检查的"报告"，而没有真正获得第一手资料，会诊医生也没有做体格检查，没有重视"病人主诉（如痛的部位、全身情况）"和"常规检查（如脉搏、血沉）"。归根到底，只注意局部而忽略整体。

1953 年笔者做实习医生时遇到不少腰椎骨折病人，做个简单的 X 线正侧位片便可诊断。现在都改做 CT，结果笔者老伴、家兄腰椎骨折都漏诊了。

20 世纪 90 年代末，旅居美国的舍妹称，正电子发射断层显像（PET）发现食管肿瘤伴两肺多处转移，但自觉无异常。后来证实食管肿瘤为良性肿瘤，肺转移为假阳性，一场虚惊。

多年前一位友人称，其父八十多岁疑患肝癌，跑了几个医院，验血多次，做了彩色超声、MRI、CT 和肝穿刺，还是定不了，正打算做 PET-CT。笔者阅片似小血管瘤，建议来诊，通常陪病人一起检查彩色超声，常能明确。约好门诊，病人未来。后来友人来告，病人做 PET-CT 后便得肺炎而去世。其实即使是肝癌，也是小肝癌，即使不治疗，也不会这么快去世。过度诊断弊多利少啊！

毛泽东说，研究问题切忌片面性，所谓片面性就是只看见局部，不看见全体。从"阴阳互存"的角度，不能只看"阴"，不看"阳"。为此，从中华哲学看疾病诊断：① 既要搞高精尖新的诊断，也不能忽视"多快好省"，特别是早期诊断的研究。② 最重要的还是"局部"与"整体"兼顾，需有简单易行的整体指标，目前偏重免疫系统，而神经系统少。③ 诊断疾病"化验和检查报告"与"病人主诉和体检信息"两者不可偏废。④ 减少"侵入性、潜在损害机体检查手段",重视"非侵入性手段"。⑤ 还要发展"形神并重"的诊断体系研究,等等。中医的"望闻问切"属于"黑箱"性质的诊断,虽不够"精准",但兼顾了"简便"和"整体"的优点,值得我们思考。

6 从中华哲学看疾病治疗

我们对中华哲学思维有个简单的归纳,就是"三变"——"不变、恒变、互变"。

（1）"生老病死"是"不变"的自然法则,治疗是减轻疾病,不是消灭疾病

所谓减轻疾病就是达到《黄帝内经》所说"阴平阳秘",就是病人机体与病邪的斗争达到一定的平衡、协调、和谐,从而基本恢复了正常生活。但是"病"通常并没有被彻底消灭:您能说传染病病原体被彻底消灭了吗?癌症根治性治疗后为什么一二十年后还有转移复发的呢?高血压停药后为什么血压还会高呢?糖尿病同样不能停药,等等。这也如同社会问题,您说社会稳定了,但不能说罪犯已完全被"消灭"。笔者搞癌症,1858年魏尔啸（Virchow）发表《细胞病理学》,奠定了癌症的病理学基础,即一旦病理切片证实为癌症,就千方百计用各种方法去消灭它。这就是一个多世纪以来,出现了各种消灭肿瘤疗法,直至今天的分子靶向治疗,也主要是以消灭肿瘤为目标。然而实践证明,无论传染病的病原体,或癌症的癌细胞,都没有完全被消灭。对此,东西方医学思维有明显区别,如果拿《孙子兵法》来对照,西方倾向

基于病理学基础 出现各种消灭肿瘤疗法	
1800s	根治性切除
1900s	放疗
1940s	化疗
1960s	肝移植
1970s	早诊早切
1980s	微创外科 局部治疗
2000s	分子靶向治疗

不同的思路 值得研究	
西医	孙子
百战百胜	非战取胜
围堵追杀	围师遗阙
斩尽杀绝	穷寇勿迫
诊疗规范	出奇制胜

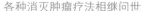

各种消灭肿瘤疗法相继问世　　　　　　迥异的东西方思路

消灭肿瘤"百战百胜"，孙子则说要争取"非战取胜"；西方强调"围堵追杀"，孙子说要"围师遗阙"，即留有出路；西方追求"斩尽杀绝"，孙子说"穷寇勿迫"；等等。总之，中华哲学思维的核心，就是不强行过度改变自然法则，因为过度改变自然法则必将引起自然法则的纠偏。

当然西方对此也有不同的声音，早在 2009 年《自然》（*Nature*）的一篇文章说"与其消灭肿瘤，不如控制肿瘤，消灭肿瘤促进其抵抗和复发"；另一篇文章也提出"消灭肿瘤还是允许带瘤生存"。

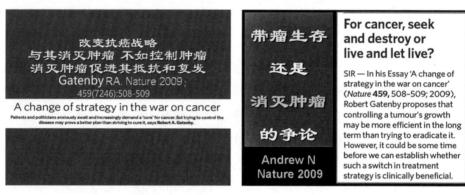

西方改变抗癌战略的思考　　　　　　消灭肿瘤还是带瘤生存

毛泽东认为，只有大量地消灭敌人，才能有效地保存自己；反过来，只有有效地保存自己，才能大量地消灭敌人。笔者以为，对于癌症，消灭肿瘤仍然是主要的，这也是百余年来人类与癌症抗争的历史。但癌细胞由正常细胞变来，不同于传染病的外敌入侵，既有对抗性矛盾，也有非对抗性矛盾，为此笔者提出"消灭与改造并举"的方针。中华哲学思维，重在以柔克刚、刚柔并济。这早已体现在古代帝王的"恩威并施"，治国的"德主刑辅"，军事的"消灭与劝降"，对残敌的"镇压与给出路"，对待犯罪的"死刑与徒刑"。即使对付传染病，也需要刚柔并济。相反对细菌的过度消灭，可导致超级细菌；如果将细菌都消灭，人也难以生存。

（2）"阴阳互变"，疾病早期和晚期可以互变，治疗需抓住早期的时机

《黄帝内经》说"百病之始生也，必先于皮毛"，然后入络、入经、入腑。又说："善治者治皮毛，其次治肌肤，其次治经脉，其次治六腑，其次治五脏。"如果治疗晚了，就会"治五脏者，半死半生也"。为此，"上工救其萌芽……下工救其已成，救其已败。"疾病的早诊早治之所以重要，以肝癌为

例，同样手术切除，小肝癌切除后的五年生存率为大肝癌切除者的一倍，因为小肝癌转移出去较少，容易一网打尽。笔者研究所不完全统计，生存20～48年的88例肝癌病人，近六成来自小肝癌（早期）切除。早诊早治所以取得较好疗效，正如《孙子兵法》所说"善战者胜于易胜者也"。此外，从阴阳"互变"的角度，早期

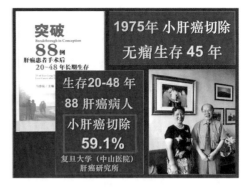

肝癌早诊早治

可变为晚期，晚期通过综合治疗，也可能变为早期。笔者单位将不能切除肝癌经综合治疗使肿瘤缩小后加以切除，其效果可与小肝癌切除媲美，因为切除的不再是大肝癌，而是小肝癌。

（3）"阴阳互存"，疾病治疗特别需要兼顾局部与整体

"阴阳互存"是指阴阳对立双方互存于一个整体，在医学可引申为无数方面。就疾病治疗而言，最重要的莫过于局部与整体。以癌症为例，自从魏尔啸（Virchow）奠定了癌的细胞起源以来，原先癌症有6个特征，其中最重要的即"无限复制"和"侵袭转移"，这6个特征都是针对癌细胞的，隐喻癌是局部病变。而2011年《细胞》（Cell）的一篇文章认为，由于近年的诸多发现，新一代癌症特征应加上如左下图所示的第7～10条，这4个方面覆盖代谢、免疫、炎症和基因突变，均属全身性问题，提示癌症是全身性疾病。为此在治疗上（右下图），除应进行局部治疗（手术、放疗、化疗、局部治疗以及多数分子靶向治

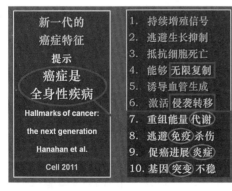

癌症是全身性疾病

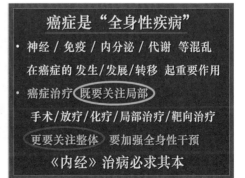

癌症治疗需关注全身

疗）外，还应关注全身性干预，包括神经、免疫、内分泌、代谢等的干预。

即使是外界病原体入侵的传染病，也是全身性疾病。为什么在相同的环境下，有些人得病，而有些人不得病，除病原体的强弱因素外，还取决于病人抵抗力的强弱。之所以不得病，如《黄帝内经》所说"内外调和，邪不能害"；之所以得病，也如《黄帝内经》所说"邪之所凑，其气必虚"，因为外因通过内因而起作用，疾病是"正"与"邪"相搏的结果。为此不能只针对性消灭病原体和癌细胞，还要考虑如何"扶正祛邪"。就癌症而言，近年已陆续发现不少非消灭肿瘤的药物，有助改善癌症的预后。

（4）"阴阳恒变"，治疗需要"随机应变"

毛泽东说"除了运动的物质以外，世界上什么也没有"，这就是"恒变"。阴阳相搏，永不停息。就社会现象而言，政治斗争从未停息，其进一步激化便是战争。对医学而言，机体内环境与外环境相搏也永无止境，导致明显失衡、无法协调或难以和谐相处，即出现疾病。在疾病的治疗过程中也同样是阴阳相搏的复杂过程。既然疾病的转归是一个复杂的动态过程，疾病治疗也就因此需"随机应变"。当前强调的"个体化治疗"应带有这个目的。但目前的个体化治疗是分子水平的个体化治疗，实施困难。因为强调"白箱"，需要首先弄清相关基因，才能设计药物，才能进行临床试验，才能用于临床，但这需要时间。中医在几千年的实践中，凝练了"辨证论治"的经验，是整体水平的个体化治疗，有其实施的优越性。因为中医采用"黑箱法"，无须首先弄清机制，只要实践有效就可以用，几千年实践积累了已反复验证有效的治疗方法，只要辨证正确，就可立即找到相对应的治疗方法，而且可以随着病情的不断变化而立即改变治疗方法。因此，其理念值得西医参考。

（5）"阴阳中和"，治疗要重视"复衡"，避免"过犹不及"

从中华哲理"阴阳中和"的角度，疾病是"阴阳失和"，或者叫"阴阳失衡"。包括人与天地的"失和"，《黄帝内经》说"内外调和，邪不能害"；包括身心"失和"，《黄帝内经》说"志意和则精神专直，魂魄不散，悔怒不起，五脏不受邪矣"；包括中医的气血"失和"，《黄帝内经》说"血气不和，百病乃变化而生"，等等。总之，疾病就是正邪相搏导致"失和"或"失衡"。为此，"阴阳中和"是疾病治疗的大法，就是要重视"阴阳复衡"，避免"过犹不及"。而"求和"是阴阳相搏（即阴阳互变）的结果，最终达到和谐状态，《道德经》说"万物负阴而抱阳，冲气以为和"。这就可以解析，中西医治疗疫病理念的异同。西医治疗旨在消灭病毒，而中医治疗旨在赶走病毒，包括扶正祛邪，使病毒与机体达成和谐状态。为了避免"过犹不及"，《黄帝内经》说："大毒治病，十去其六；常毒治病，十去其七；小毒治病，十去其八；无毒治病，十去其九。果肉果菜，食养尽之，无使过之，伤其正也。"而西医使用抗生素治疗感染性疾病主张用足量，使用化疗治疗癌症也要用足量，甚至用超根治手术希望根治癌症；在服用保健品、提倡运动、营养供给等，也常认为越多越好。中华哲学之所以主张"中和"，就是强调疾病治疗要关注"正"与"邪"两个方面。"无使过之，伤其正也"，就是在消灭细菌／病毒和癌细胞的同时，避免机体受到不可逆转的损害，实际上也是在疾病治疗上要"标"和"本"兼顾。

总之，"阴阳互存""阴阳互变""阴阳恒变"和"阴阳中和"作为中华哲学的核心，对扩展现代医学治疗将有重要指导意义。

二、从"阴阳互存"全面看问题

中华哲学对"阴阳互存"有诸多论述。

《道德经》说"有无相生，难易相成"，提示任何事物都是对立统一、相互依存的。又说"道生一，一生二"，一切事物都有阴和阳两个方面。又说"天之道，损有余而补不足"，要分析对立双方的盛衰，才能定出对策。

《黄帝内经》说"阴平阳秘，精神乃治"，提示阴与阳需要处理得当。又说"阴中有阳，阳中有阴"，说明阴与阳是不能截然分割的。又说"实则泻之，虚则补之"，提示需弄清阴与阳孰轻孰重，才能定出对策。

《矛盾论》说："一切矛盾着的东西，互相联系着，不但在一定条件之下共处于一个统一体中，而且在一定条件下互相转化。"换言之，所谓"阴阳互存"，就是"阴"和"阳"既对立，又相互依存，相互制约。为此要全面看问题，不能只看"阴"，不看"阳"。又说"每一事物的运动都和它的周围其他事物互相联系着和互相影响着"，提示阴和阳是相互影响的。又说："事物发展的根本原因，不是在事物的外部而是在事物的内部……一事物和他事物的互相联系和互相影响则是事物发展的第二位的原因。"提示要找出推动事物发展原因的主次。又说："研究问题，忌带主观性、片面性和表面性。所谓片面性，就是不知道全面地看问题……或者叫作只看见局部，不看见全体。"为此，不能只看"阴"，不看"阳"。又说："矛盾着的两方面中，必有一方面是主要的，他方面是次要的。其主要的方面，即所谓矛盾起主导作用的方面。"提示需要通过对"阴"与"阳"的分析，找出主要的方面，问题才能迎刃而解。

从创建中国新医学的角度，"阴阳互存"还可引申出诸如"人与自然""微观与宏观""局部与整体""精准与模糊""预防与治疗""医者与病者""消灭与改造""堵杀与疏导""攻邪与扶正""单一与综合""精神与药械"，等等。本节只能略论其中部分。

总之，"阴阳互存"包含着几层意思：① 不能只看"阴"，不看"阳"；反之，也不能只看"阳"，不看"阴"；要全面看问题，即阴阳兼顾。② 要分析"阴"与"阳"孰轻孰重，哪方面是主要矛盾，根据"轻重缓急"，才能有重点和有的放矢进行处治。③ 要辩证地看"阴"与"阳"，所谓"阴"，所谓"阳"，都是相对的，因为《黄帝内经》说"阴中有阳，阳中有阴"，而且"阴阳复阴阳"无穷无尽。我们常说"要两条腿走路"，实际上也是"阴阳互存"，要全面看问题，不能只看阴不看阳。

1 辩证看待局部与整体

从中华哲学"阴阳互存"的角度，医学最值得关注的莫过于正确看待局部与整体。西方医学自文艺复兴以来，随着自然科学的发展，工业革命的展开，显微镜的应用，医学由器官水平进入细胞水平，尤其是分子生物学的进步，加快了向微观的发展，进入到分子水平，出现了"精准医学"，也许是医学"局部"观的一种体现，然而人的"整体"常在不知不觉中被忽略了。

（1）西方有识之士对局部与整体的论述

儿子汤特年给笔者找到一本名为《从混沌到有序》的书，这是比利时著名科学家、诺贝尔奖获得者伊·普里戈金和他的学生合写的，关于科学技术哲学问题的著作。作者在前言中说："当代西方文明中得到最高发展的技巧之一就是'拆零'。即把问题分解成尽可能小的一些部分……以致我们竟时常忘记把这些细部重新装到一起。"又说："我们还常常用一种有用的技法把这些细部的每一个从其周围环境中孤立出来。"这个生动的描述，反映了当前西方科学发展的趋势及由此带来的问题。值得一提的是，作者为中译本所写的序中有这样一句："中国的思想对于那些想扩大西方科学的范围和意义的哲学家和科学家来说，始终是一个启迪的源泉。"这也是为什么笔者主张从中华哲学中寻找开启中国新医学的钥匙。

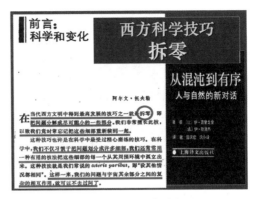

《从混沌到有序》前言

（2）"局部与整体"互存对医学的启示

笔者以为，局部与整体既相互依存，又相互影响；而整体更具主导地位。从当前医学的角度，"局部"与"整体"的重点是互补，而非取代。火箭的部件（局部）再好，不一定能飞上天，因为还需要系统（整体）的控制；反之如果没有好的部件，火箭也飞不上去。当前医学就有点偏重部件的精细入微，可以进入到分子水平的调控，然而如同前面伊·普里戈金所说"时常忘记把这些细部重新装到一起"。钱学森说"系统工程才是我一生追求的"，他对系统的定义是："系统是由相互作用和相互依赖的若干部分结合而成的具有特定功能的有机整体，而且这个系统本身又是它所从属的一个更大系统的组成部分。"换言之，基因是细胞这个整体的局部，细胞只是器官这个整体的局部，器官也是人体这个整体的局部，而人体则是地球这个整体的局部，地球也不过是宇宙这个整体的局部。为此，局部与整体是当前医学需要特别关注的。

中华哲学认为，局部与整体既"互存"，又"互变"，没有"局部"就谈不上"整体"，局部和整体不可分割，还可互相影响。为此，我们需要既看局部，又看整体。确实，过去百年研究癌症，基本上是孤立地研究癌细胞，前文第59页左下图概括癌的特征，过去就是6个方面，如同伊·普里戈金所说"把这些细部的每一个从其周围环境中孤立出来"。近年癌症研究已发现，"癌"不是孤立存在的，它和周围的微环境可相互影响，从而改变癌的进程。而微环境是受整体调控的，提示癌是全身性病变。其实这个看法，百余年前佩吉特（Paget）便已提出，那就是著名的"种子与土壤"学说，即种子（癌

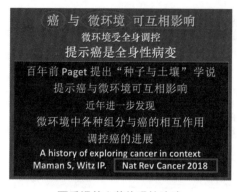

要重视前人整体观的论述

细胞）需要合适的土壤（微环境）才能生长，而土壤也可影响种子的性能。同样，当代医学对付传染病，也偏重针对病原体（局部）的研究，并以此研制检测手段、特异药物和疫苗；然而在实践中可以看到，同样的疫情，有些人得病，而有些人不得病，提示人体（整体）抵抗力的差异起重要作用。《黄帝内经》说"邪之所凑，其气必虚"，这就是有些人得病的原因；又说"正气存内，邪不可干"，这就是有些人不得病的原因。为此，在相同病原体强度的情况下，得病与不得病取决于机体的抵抗力，整体起着更为主要的作用。我们还要分析局部与整体孰轻孰重，才能定出对策。如新冠肺炎的治疗，在针对病毒的药物尚未问世前，轻症病人就可用主要针对机体整体的中医治疗；而重症病人则需要补充针对局部的对症治疗。又如心肌梗死，针对局部的硝酸甘油、溶栓或介入成为重点。笔者强调中华哲学，不是复古，而是提醒大家不要忘记过去重视的"整体观"；这也是为什么伊·普里戈金说"中国的思想……始终是一个启迪的源泉"。如果再推而远之，人体也不过是地球这个整体的局部，这样我们的视野就更远，对疾病的防治还要考虑大自然环境的影响，这就是中国传统医学的"天人相应"观；为此，对付席卷全球的新冠肺炎流行，还必须思考工业化过度导致的气候反常等问题。后面，在"2. 辩证看待微观与宏观"（本书第 67 ～ 70 页）中将详细论述。

（3）医学上强化"整体"的途径

随着医学由器官-细胞-分子水平的进展，现代医学已有几百年在"局部"方面的发展，为此当前需要强调的重点是如何强化"整体"，并研究如何与"局部"更协调结合。

关于"整体"，众所周知，人体有三大调节系统，即神经系统、免疫系统和内分泌系统，现在看来代谢调节也很重要。疾病治疗，既要关注局部，更要关注整体。还是以癌症为例，局部消灭肿瘤仍然重要，为此手术、放疗、化疗、局部治疗、多数分子靶向治疗仍然必不可少，但近两百年的消灭肿瘤（局部）战略并未取得最后胜利。癌的复发转移问题远未解决，因为各种消灭肿瘤疗法均无法百分百清除肿瘤。斩尽杀绝方针还常引起残癌的反抗，促进残癌的转移。剩下的 1% 或 0.1% 残癌如果无法解决，病人最终难以逃脱复发、转移和死亡。

1）神经系统：21 世纪初已注意到神经系统调治在癌症防治中的重要性。2010 年《癌症研究》一文称"应激可使乳腺癌转移潜能增加 30 倍"，其机制和交感神经密切相关；2012 年《临床流行病学》一文认为"乳腺癌 / 黑色素瘤病人，长期用 β 受体阻断剂者，复发较少，死亡率较低"，提示调控交感神经有助改善癌症预后。2018 年已有前瞻性研究提示 β 受体阻断剂普萘洛尔有助预防黑色素瘤复发（*JAMA Oncol*，2018）。也有文献称"β 内啡肽可调控对应激的反应和机体免疫，从而预防乳癌生长和进展"（*Vitam Horm*，2013）。激活交感神经促癌转移，因为交感神经可调控微环境，促进炎症，促进血管生成，促进侵袭，抑制免疫（*Nat Rev Cancer*，2015）。前面已经说过，2019 年和 2020 年最新的文献继续提示，神经系统在癌的发生发展过程中起重要作用，尤其是交感神经，提示调控神经系统对癌症防治的意义（前文第 51 页）。但 β 受体阻断剂这种药物的单独应用并未能控制黑色素瘤，而需要在"局部"基本消灭后。换言之，局部与整体的干预需协调应用。其实，中医千百年来已积累了治疗"阴虚"（交感神经兴奋占优势）的经验。

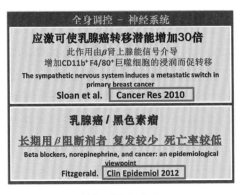

神经系统与癌症

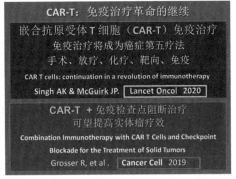

免疫治疗与癌症

2）免疫系统：免疫系统与癌症关系也早有认识。笔者在 20 世纪 60 年代开始从事癌症临床与研究之初，那时最简单的免疫指标就是旧结核菌素试验（OT 皮试），肝癌病人 OT 阳性者预后都比较好，晚期病人大多呈阴性。那时用的免疫治疗就有卡介苗（BCG）、混合菌苗（MBV，即 Coley 毒素）、瘤苗等。但由于发现免疫治疗既有抑癌也有促癌作用而逐渐冷下来。近年因发现针对检查点（PD-1，CTLA4）的免疫治疗又重新热起来，《科学》（*Nature*）杂志认为这是 2013 年度的重大突破。上页右图是 2019—2020 年顶尖杂志的报道，认为免疫治疗将成为癌症的第五疗法，然而免疫治疗仍然需要"局部"（消灭）与"整体"的协调应用。

3）内分泌系统：内分泌系统干预已长期用于乳腺癌、前列腺癌等，提示癌症的复杂性。有一点值得提出，即内分泌干预需要长时间的服用药物和观察才能得出结论。例如对雌激素受体阳性（ER+）的乳腺癌，用内分泌干预，需要 10 年才看到它的作用。

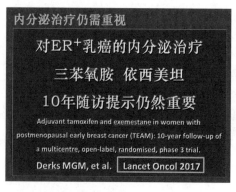
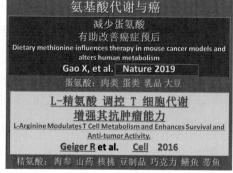

癌症的内分泌干预　　　　　　　　　　癌症的代谢干预

4）代谢干预：近年代谢干预成为热点。如右上图所示，减少蛋氨酸有助改善癌症预后。笔者查了一下，蛋氨酸在肉、蛋、乳品、大豆中含量高。看来民间过去认为需要"忌口"不是完全没有科学道理的。同样，民间所谓"补品"也有其科学依据，如海参、山药、核桃等均富含精氨酸，精氨酸有助提高免疫功能，增强抗肿瘤能力。

5）适度运动：强化"整体"除药物和食品外，适度运动更是改善人的整体状况的重要途径。笔者老伴在 1992 年患急性坏死性胰腺炎，出院时遗留多个腹部炎性肿块，原先要求 3 个月后进行手术，结果通过冬泳使肿块消失。老伴 HER-2 阳性（恶性程度高的指标）乳腺癌伴腋下淋巴结转移，术后未用放化疗，预期复发可能性极大，仍然是通过坚持游泳，11 年后因肺炎去世仍未见癌复发转移。笔者至少有 10 位肝癌病人，手术后坚持游泳，而多年未见癌复发的。笔者研究生实验发现，荷瘤鼠适度游泳者生存期延长与多巴胺（一种神经递质）升高有关。适度运动可降低癌症死亡率已有不少报道。2016年《细胞-代谢》（*Cell Metabolism*）一文称，用5种小鼠癌症模型测试运动控癌，让小鼠每晚跑4～7千米，发现运动可促进肾上腺素释放，刺激免疫系统，从而减慢肿瘤的生长速度，然而肿瘤并未缩小。

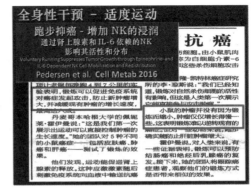

运动促免疫控癌

总之，"局部"可影响"整体"，而"整体"更影响"局部"。上述医学上强化"整体"的途径，包括神经、免疫、内分泌、代谢干预，以及运动等，都不是直接消灭肿瘤，而是通过增强机体，使肿瘤得到控制，所以笔者称之为"改造"疗法。不要小看这些疗法，正是这样的疗法，有可能使漏网的0.1%～1%残癌得到控制，使病人得以长期生存。如果只顾"局部"，即使再好的肿瘤根治性疗法，恐也难达到完全控制肿瘤，即使是早诊早治的病人，也有不少转移复发的。

❷ 辩证看待微观与宏观

局部与整体，从医学的角度，大多理解为"人的局部"与"人的整体"。而微观与宏观的视野则更大，小至基本粒子，大至宇宙。从中华哲学角度，微观与宏观同样需要并重，不能只顾微观不顾宏观，反之也不行；微观与宏观既相互依存，又相互影响、相互补充、相互制约、相互转化。前面说到《从混沌到有序》的书，作者伊·普里戈金说："当代西方文明中得到最高发展的技巧之一就是拆零。即把问题分解成尽可能小的一些部分。"这就是从宏观深入到微观的过程，而且"我们还常常用一种有用的技法把这些细部的每一个从其周围环境中孤立出来……这样一来，我们的问题与宇宙其余部分之间的复杂相互作用，就可以不去过问了"（前文第63页图）。这更提示需要关注在宇宙范围内的相互关系。钱学森认为人体是开放的复杂巨系统："人体是对小到生活周围，大到宇宙，都有交往，都是开放的。"[《钱学森书信选（下

卷）·1995年1月26日致邹伟俊》，国防工业出版社，2008年，1011页]

（1）从抗疫来看微观与宏观

再以新冠肺炎全球流行为例，从2019年底至2020年6月29日，全球已有1 000多万人得病，死亡超50万，讣告铺天盖地，停尸房也不够用。人们聚焦新冠病毒，寄希望于抗病毒药物和疫苗的研制，这显然是重要的。只是目前特效抗病毒药物仍未问世，但多种疫苗已获批附条件使用，只是面临病毒变异的问题。而另一方面，从追根溯源和未来预防的角度，人们还必须重视宏观的问题，这就包括人类如何善待大自然，不要对大自然干预过度，因为下次人类与疫病的争斗，可能又换了病原体。

笔者偶然看到对刘力红（中医）采访的报道，笔者欣赏他的这句话："如果人类能够通过这次疫情，调整认知，能够深刻地检讨自己，认识到不仅人类的生命是共同体，人类与非人类的生命也是共同体。"笔者觉得这才是真正的措施，真正的办法。"人类与非人类生命也是共同体"也就是"不要把微生物当敌人"。《中国科学报》2020年3月26日的《不要把微生物当敌人》这篇文章有这么几句话："人类不可能消灭微生物，更不应该消灭微生物。""我们身体中就有许多微生物，离开它们人类无法生存。""如果人类不改变观念，

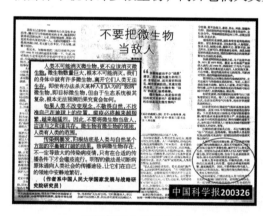

不敬畏自然，不找准自己在地球上的位置，瘟疫必将越来越频繁，越来越凶猛。因此，不要将微生物当敌人，应该与之和谐共存。微生物有微生物的领地，人类有人类的范围。""传染病暴发，归根到底是人类与自然某个方面的平衡被打破的结果。"为此，对付疫病，我们需要既聚焦微观，更要关注宏观。

不要把微生物当敌人

确实，如果对新冠肺炎抗疫进一步分析，我们会注意到疫病和大自然的关系。《黄帝内经》说"阴阳四时者，万物之终始也，死生之本也。逆之则灾害生，从之则苛疾不起"，为此要"虚邪贼风，避之有时"，对疫病要采取回避的办法，戴口罩、保持社交距离、隔离等，就是回避的手段。美国疫情失控，英国新冠肺炎再次失控，均主要由于忽视了"回避"，他们不重视戴口罩

等，甚至主张"群体免疫"（放任疫情自然发展）的方针。《黄帝内经》还提出要关注"五运阴阳"，即运气学，气候变化对疾病的影响，也就是疫病还与异常天时、全球变暖等密切联系。为此，预防要"顺四时而适寒暑"；归根到底是因为"人与天地相应者也"，即人与宇宙大自然互相影响。

（2）从控癌来看微观与宏观

笔者搞癌症临床，前段已说过，不仅"局部"（癌）与"整体"（微环境和全身）相互影响，而且还与体外的宏观环境相互影响。前面说过，1978年笔者出席在阿根廷召开的第12届国际癌症大会，那时便认为"癌症80%来自我们所呼吸的空气、喝的水和吃的食物"，这些都是宏观的外环境。几十年后在我国也得到验证，如淮河污染使安徽、山东相关地区肝癌、胃癌死亡率成倍增加，水污染与癌症高发存在地理重叠，并有时滞，相隔约10年。

前面也说过，在2020年抗疫处于高潮的时候，笔者又看到长江流域抗生素污染调查：长三角约40%孕妇尿液中检出抗生素，近80%儿童尿液中检出兽用抗生素。这个报道称："人体有超过80%的免疫功能是以肠道中菌群平衡为基础。滥用抗生素大量破坏益生菌，破坏肠道微生态平衡，为体外病菌侵入繁殖创造了条件。"又说："抗生素滥用日益突出，不仅对水生生物产生慢性毒理效应，且易产生耐药性，降低人体免疫力。"这也是癌症增多的又一内因；而其来源主要是"养殖用料 + 医药排放"。2018年《癌细胞》(*Cancer Cell*)的一文说，肠道菌群对癌症、免疫和免疫治疗有影响，调控肠道菌群有助提高疗效。而肠道菌群已属于人体体外之物，换言之，癌细胞不仅受体内

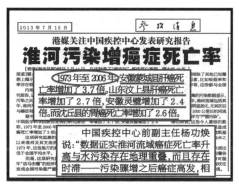

饮水污染与癌症

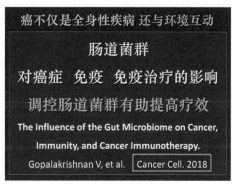

肠道菌群对癌症的影响

微环境和全身的影响，还受体外细菌的影响，这就是宏观的问题。这些同样提醒人们从事疾病防治，不仅要从分子生物学的微观去寻找诊疗线索，还要追根到环境污染，也就是关注宏观。

（3）从整个疾病防治来看微观与宏观

再以新冠疫情而论，我们也不能忽视宏观的影响，如《参考消息》2020年5月13日有文章说太阳辐射影响新冠病毒传播，紫外线强，新冠病人少，死亡也少。面对当前我国疾病谱的改变，尤其是复杂全身性慢性病（心脑血管病、癌症、糖尿病、退行性疾病等），更需关注微观与宏观的关系，单从基因角度的研究显然不够。当前针对少数基因的分子靶向药物，尽管疗效有所提高，但也面临"多基因"以及基因不断变异等诸多难题。现代医学对整体调控、内外环境（包括生活方式）相互作用等的宏观方面，至少在临床上关注较少。分子生物学兴起，对医学发展起了极大推动作用，虽然后来感到还需要有系统生物学，然而所谓系统生物学，也只是研究一个生物系统（如细胞）中所有组成成分（基因、mRNA、蛋白质等）的构成，以及在特定条件下这些组分间的相互关系，仍然是"微观"的范畴，因为还有更大的"宏观"。至今，临床上仍然感受不到对"宏观"的重视。可参看《中国科学报》2018年12月21日上的《被忽视的宏观生物学》一文。

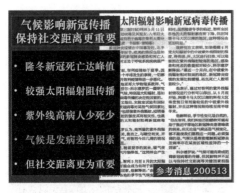

紫外线对新冠疫情的影响

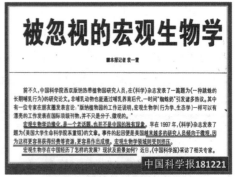

宏观生物学应得到重视

3 辩证看待精准与模糊

"精准"与"模糊"理应是一对矛盾，即阴阳的两个方面。从"阴阳互存"的角度，精准与模糊同样需要并重，不能只强调精准不兼顾模糊，反之也不妥；精准与模糊既相互依存，又相互影响、相互补充、相互制约、相互转化。再者，没有绝对的精准，也没有绝对的模糊。

（1）从宇宙视野看精准与模糊

精准和模糊是对立和互存的，需要辩证看待。没有绝对的精准，也没有绝对的模糊。地球之于宇宙不过是沧海一粟，人之于地球同样只是沧海一粟，细胞之于人体也是沧海一粟。当前分子水平的"精准"，从基本粒子的角度，只能说是"模糊"。对器官而言，针对一个细胞是精准的，但细胞对基因而言只能说是模糊的。而当前医学过分强调分子水平的"精准"，轻视"模糊"。

（2）从控癌看精准与模糊

分子生物学的进步，导致"精准医学"的出现，这无疑是一大进步。然而由于事物在不停地"变"，所谓精准只是相对的。以癌症为例，《自然》（*Nature*）杂志2013年的一篇文章认为"癌症不是一种病，是多种病，不同病人各异，而且随着环境的变迁而演变为复杂的、相互影响的不同的癌细胞"；2015年另一篇文章便是《癌症：一个移动靶》。2018年《自然》（*Nature*）的一篇文献甚至发现，即使同一个肿瘤结节内，有些癌细胞对药物敏感，有些却不敏感。提示"精准"只是相对的，无法达到绝对的精准。

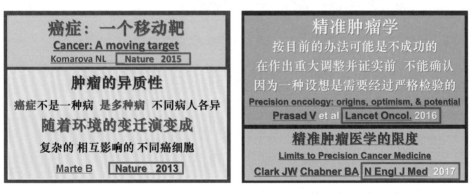

癌症是一个移动的靶　　　　　　　　精准肿瘤学的限度

为此，2016年《柳叶刀-肿瘤学》（*Lancet Oncology*）的一篇文章认为："精准肿瘤学按目前的办法可能是不成功的，在作出重大调整并证实前是不能确认的。"2017年《新英格兰医学杂志》（*N Engl J Med*）的一篇文章便是《精准肿瘤学的限度》。精准肿瘤学主要是找到癌相关基因进行诊断，并设计分子靶向治疗剂来实现的。然而癌的相关基因远不止一个，且不断变异：癌的相关基因受到癌细胞所处微环境的影响，受到肠道菌群等外环境的影响，受到社会精神因素的影响，更受到大至宇宙大环境的影响。加上癌和微环境的异质性，使癌症成为异常复杂的疾病。实际上人们已开始注意到精准的困难，因此"综合治疗"（模糊）便应运而生，即使分子靶向治疗也需要"综合靶向"。近年多糖又重新得到重视，因为目前还难以制备多基因的分子靶向治疗，而多糖本身就是多基因。2019年《癌细胞》（Cancel Cell）的一篇文章便是《癌症靶向治疗年代的糖基化将走向何方》，认为多糖与糖蛋白重新受到重视，多糖生物标志将有助个体化癌症治疗。就癌症而言，"精准"在"局部"有一定优势，而"模糊"对"整体"则更具优势。

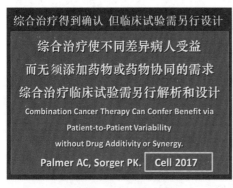

综合治疗成趋势

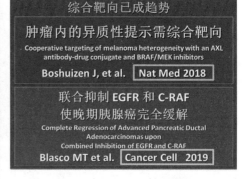

靶向治疗也需综合

为此，从中华哲学"阴阳互存"的角度出发，如果在"精准"大潮流下，能够同时关注"模糊"，无疑将为控癌扩展出一大片新领域。

（3）从抗疫看精准与模糊

再以新冠肺炎流行为例，"精准"的办法是找到病毒，制备药物和疫苗，然而这需要时间，往往药物和疫苗制成，疫情也已过去，或者病毒又出现变异。记得在疫情刚开始时国家就提出了"中西医结合"的方针，就是在西医一时还没有特效防治药物前使用中药。显然辨证论治中药并非特异针对病毒，而是调控机体，属于"模糊"，却提高了疗效。为此从抗疫的角度，也要重视"阴阳互存"，要全面看问题，即精准与模糊并重。实际上我国抗疫成功，靠的主要是"监测、追踪、隔离、戴口罩、保持社交距离、限制外出、全民参与、中医介入"等"模糊"的手段。

（4）从常识看精准与模糊

据说上海目前有五千多条道路，"精准"针对一个基因的靶向治疗，好比封锁南京路西藏路口这个点，显然会造成这个局部区域交通障碍；如果封锁整条南京路（好比阻断一条分子"通路"），就会造成更大的交通障碍，然而人们仍可走延安路；再封锁延安路，人们还可走淮海路；再封锁淮海路，人们还可走复兴路，如此，等等。总之，这些"精准"的作用主要在"局部"，但无法使整个上海交通瘫痪。只有整体封锁上海，才能使整个上海的交通瘫痪，这就是"综合"，就是"模糊"。

4 辩证看待对抗与非对抗

"对抗"与"非对抗"也是一对矛盾。从"阴阳互存"的角度，我们不能只关注"对抗"，而忽视"非对抗"。毛泽东在《矛盾论》中对此有精辟论述，如："对抗是矛盾斗争的一种形式，而不是矛盾斗争的一切形式。"又说："矛盾和斗争是普遍的、绝对的，但是解决矛盾的方法，即斗争的形式，则因矛盾的性质不同而不相同。"又说："矛盾着的两方面中，必有一方面是主要的，他方面是次要的。"我国的解放战争，也同样用了"对抗"与"非对抗"的两手，如平津战役，首先用"对抗"手段，消灭对方的有生力量，包括天津战役取胜，最后迫使对方接受"非对抗"的北平和平解放。

（1）对付癌症，聚焦"消灭"（对抗）多，关注"改造"（非对抗）少

现代医学聚焦"消灭"疾病，对付癌症用消灭癌细胞的战略（手术、放疗、化疗、局部消融、多数分子靶向治疗），这就是百余年抗癌战的历史。但未能百分之百消灭癌细胞，复发转移仍是瓶颈；加上对癌细胞的过度"消灭"，也常促进未被消灭残癌的转移和反弹。这好比皮球打得越重，反弹也越重。笔者单位过去10年实验研究，发现所有直接消灭肿瘤的疗法，均可通过缺氧、炎症、免疫抑制等，导致残癌上皮-间质转化（癌细胞从方方整整不太活跃的样子，变为两头尖非常活跃的样子），而促进转移。这也是笔者提出对付癌症要"消灭与改造并举"的缘由。最近令笔者不解的是，应用抗乙型肝炎病毒药物后，乙型肝炎相关死亡（包括肝癌），反而上升（下页右图由廖勇教授提供；*J Hepatol*，2015）。这些是否提示过度的"消灭"，产生新的"失衡"，导致大自然的"纠偏"？

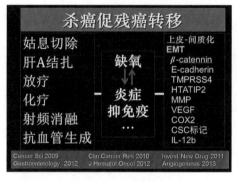

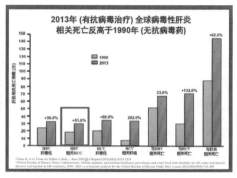

杀癌促残癌转移　　　　　　　　　　抗病毒治疗出现后死亡反增

　　读者不要误解以为笔者反对用"对抗"的手段。笔者是肿瘤外科医生，笔者的一位高中同窗，患早期肝癌，尽管病人已 86 岁高龄，笔者看他身体尚可，还是建议他手术（对抗手段）。为什么笔者没有建议用非手术，因为如毛泽东所说"矛盾着的两方面中，必有一方面是主要的，他方面是次要的"，那时病人是处于我强敌弱的态势，病人身体尚可，而肿瘤不大，手术有可能将癌一网打尽。但在手术后，笔者就不同意继续用化疗（对抗手段）追杀残癌，只建议他吃点中药调理和每天走走路（非对抗手段），通过强化机体以控制残癌。因为化疗既可消灭残癌，但更可损害耄耋之年机体的免疫功能。病人随访至术后 4 年仍健在。为此"对抗"与"非对抗"既要兼顾，又要灵活应用。所谓兼顾并灵活应用，就是要因人、因时、因地而异。如预防癌症需用"非对抗"，而"我强敌弱"的临床癌症病例则"对抗"有用武之地；如"敌强我弱"态势下的癌症（如大肝癌）病例，宜用"非对抗"，在肿瘤缩小、病人全身状况好转后，"对抗"（手术）便成为可选用的办法。

　　（2）对付传染病，同样聚焦"消灭"（对抗）多，关注"控制"（非对抗）少

　　对付传染病，历来聚焦用抗菌、抗病毒药"消灭"病原体。这在历史上取得了多种传染病得到控制的结果。然而对细菌的过度"消灭"，又常出现超级细菌。尽管人类对传染病取得一次又一次胜利，但传染病并未被消灭，只是被控。如肺结核卷土重来，鼠疫也不时有报道，笔者 1994 年主持国际癌症大会肝癌会议，就适值新德里肺鼠疫流行。而且新的传染病更不断变换出现：艾滋病、埃博拉出血热、中东呼吸综合征、"非典"、美国 H1N1流感、非洲塞卡病毒病，直至最新的新冠肺炎等；即使同一种传染病的病原

体，也可有不同的亚型，如新冠病毒已出现变异，从而为药物和疫苗研制出了难题。

笔者老伴在耄耋之年，曾因严重肺炎而多次住院治疗。在 88 岁那年，因吸入性肺炎转入重症监护室，不久接到区防疫部门来电称"您家病人有超级细菌，需要隔离"，原来在监护室用尽各种高级抗菌药物，包括替加环素，最后出现"鲍曼不动杆菌"，属多重耐药菌，需要隔离，老伴不久便离世。读者不要以为笔者反对用"消灭"病原体的办法，其实笔者只是强调即使对付传染病，也需要"消灭"与"控制"的两手。例如新冠肺炎流行，我国控制疫情主要靠"检测＋追踪＋隔离＋中西医结合"，西医大多是对症（如给氧）治疗，中医是调控机体，都不是直接"消灭"病毒的。

新冠肺炎流行，笔者一直关注中医的疗效。其中连花清瘟胶囊（由连翘、金银花、炙麻黄、炒苦杏仁、石膏、板蓝根、绵马贯众、鱼腥草、广藿香、大黄、红景天、薄荷脑、甘草组成）的临床研究在国际期刊《植物医学》发表。治疗组和对照组各 142 例。治疗组与对照组比较：发热、乏力、咳嗽等症状恢复率为 91.5% 对 82.4%，肺部 CT 影像改善率为 83.8% 对 64.1%，临床治愈率为 78.9% 对 66.2%；转重症的比例为 2.1% 对 4.2%；但病毒检测转阴率差别尚无统计学意义；治疗组中没有出现严重不良反应。这反映了西医治疗和中医治疗的目标不同，西医重在消灭病毒（对抗），中医重在调控机体（非对抗），提示其治疗理念的差异。然而到我国疫情基本控制之时，除恢复期病人血浆外，对新冠肺炎还缺少有效药物，为此中医治疗仍然是提高疗效的一条途径。值得提出的是"非对抗"的治疗理念，正如 2003 年抗击"非典"时中医名家邓铁涛主张的驱赶病毒（非对抗），而不是消灭病毒（对抗）。从顺应自然的角度，"非对抗"是否可减少如同超级细菌出现一样的病毒的反弹呢？

对付微生物需有两手，这是因为微生物也是一分为二的，它既有"有害"的一面，也有"有益"的一面；再者，它也是当今生物大家庭中的一员，也有生存的权利。笔者看到 2019 年顶尖杂志的两篇文章，《细胞》

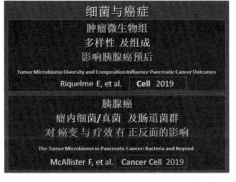

一分为二看待细菌

（*Cell*）的一篇说"肿瘤微生物组的多样性及组成，可影响胰腺癌的预后"；《癌细胞》（*Cancer Cell*）另一篇说"瘤内细菌／真菌及肠道菌群，对胰腺癌的癌变与疗效有正反两方面的影响"，无怪益生菌又变成新的保健品了。

总之，从"阴阳互存"的角度，不能只用"对抗"，而忽视"非对抗"。当前现代医学如果既重视"对抗"，又不忽视"非对抗"，将拓展出一大片"非对抗"的领域，从而进一步提高临床效益。

5 辩证看待侵入与非侵入

从"阴阳互存"角度，"侵入"与"非侵入"也是对立统一的，当前现代医学侵入性诊疗日多，我们也不能忽视非侵入诊疗的兼顾。因为侵入性诊疗虽有利于局部的深入，但不能忽视其对整体的影响，包括对病人精神的影响，以及对病人发挥主观能动性的影响。《道德经》说："兵者不祥之器，非君子之器，不得已而用之。"《孙子兵法》说："兵者，国之大事，死生之地，存亡之道，不可不察也。"侵入性诊疗带有"兵战"的性质，所以要慎重，要适度。

（1）现代医学"侵入性诊疗"日多

现代医学"侵入性诊疗"与日俱增，进一步体现对局部诊疗的重视，尤其现代科技的快速发展，人体已可"无孔不入"，治病视为对"机器修理"的精细入微，而整体调控式微。但过多的侵入性诊疗对病人身心的负面影响，必将反过来影响疗效。2019年11月18日《参考消息》报道"心脏支架搭桥不比药物治疗更有效"（下页左图），笔者非心脏科医生，不敢评说。但一次笔者亲家公因脑梗出现一过性记忆丧失，超声检查发现颈动脉斑块导致80%阻塞，需做血管手术。笔者老伴是"西学中"医生，认为可先试活血中药治疗，直至十余年后因肺癌离世，症状未再出现而免除血管手术。新冠肺炎流行，重症病人常需用呼吸机。笔者偶见2020年4月17日《参考消息》的一篇报道，是《担心弊大于利——美尽量推迟给新冠病人上呼吸机》（下页右图），报道称："意大利那里绝大多数使用呼吸机的病人都死了……英国和美国纽约州的数字也很糟糕，80%接受插管治疗的病人最终死亡。"笔者深有体会，老伴患吸入性肺炎做气管切开后用呼吸机，尽管生命短暂延长，但毫无生活质量可言。因为身上还有给药用的深静脉插管、滴注营养液的十二指肠

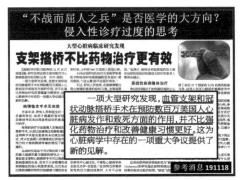

关于心脏支架的两种意见

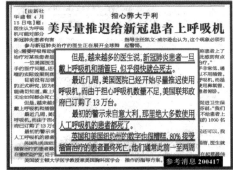

来自美国的质疑之声

管、预防反流的胃管等 5～6 根管子，而且还要绑住手脚以防病人拔管。笔者以为，侵入性诊疗不是不用，而是不要"过度"，值得思考。

（2）"不战而屈人之兵"（非侵入性）仍将是医学的大方向

《孙子兵法》有句名言："百战百胜，非善之善者也；不战而屈人之兵，善之善者也。"对现代医学而言，侵入性诊疗如果比喻为"战"，则可理解为应尽可能少用，而不是多用。本部分打算议论一下"不战而屈人之兵"是否为医学的大方向。从"阴阳互存"的角度，在侵入性诊疗日多之时，非侵入性诊疗更值得引起重视。

笔者亲历了家人如下的病痛。① 母亲 91 岁时急性阑尾炎穿孔致弥漫性腹膜炎，因笔者出国，无法手术引流。在家行针刺足三里穴，每天补液 500 毫升 + 少量抗生素。不接受胃管插管，进食流质，大小便自行起床。9 天治愈，5 年后因心脏病离世，阑尾炎未再复发。如果现在住院，如此高龄，至少有胃管、导尿管、深静脉插管、腹腔引流管，以及生命监护缠身而无法起床。② 老伴患急性坏死性胰腺炎，因笔者出国，未做手术引流。仅用西医止痛含片 + 中药牛黄醒消丸 + 中药辨证论治，在重症监护室一个半月便稳定出院。因腹部有多个炎性肿块，原先 3 个月后需作假性囊肿手术，然而老伴随笔者冬泳，腹部肿块消失而免除手术，至 20 年后去世，胰腺炎未再复发。③ 儿子 7 岁时患急性阑尾炎，未手术，针刺阑尾穴三天治愈，至 61 岁未见复发。④ 家兄脑梗全身瘫痪合并肺炎，医生建议气管切开，笔者"西学中"的老伴根据"肺与大肠相表里"开中药缓泻，至三年后去世仍无须气管切开。⑤ 五弟腰椎椎管狭窄，留德医学博士建议手术，未做。减少骑车，改为走路，20 年后症状未见发展。⑥ 笔者胆囊结石，通过"两动两通（动脑动腿，二便通和血

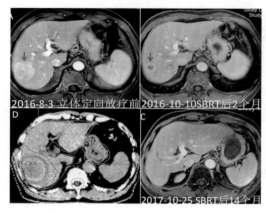

立体定向放疗治疗肝癌

脉通）"，40 年后如常，超声复查增大不显著。同事同样胆囊结石，因严重吸烟等因素，10 年后癌变，去世已二十余年。提示"不战而屈人之兵"（非侵入性诊疗）是可能的，尽管上述均属个案，不足为凭，但也无法全盘否定。

纵观医学发展，实际上大方向也在向"非侵入"发展。以笔者从事的肿瘤外科为例，肝癌治疗逐步发展出了以下四种手术方式：肝癌规则性切除（大手术）—小肝癌局部切除（较小手术）—腹腔镜手术切除（微创手术）—小肝癌射频消融（肝穿刺治疗）。最近曾昭冲教授告诉笔者，立体定向放疗（无创治疗）优于射频消融，上图显示小肝癌经立体定向放疗，随访 3 年健在。

总之，如果更多地关注医学诊疗的"人性化"，把自己看作病人，必然会在"侵入诊疗"与"非侵入诊疗"方面给予更多的思考。

6 辩证看待攻邪与扶正

在疾病治疗上，"攻邪"和"扶正"是两个不同的大方向。从"阴阳互存"的角度，疾病治疗在攻邪的同时，应注意扶正，至少应注意不能过分伤正，也就是中医所说"攻补兼施"。至于攻邪与扶正孰轻孰重，孰先孰后，则需根据具体情况灵活掌握。毛泽东在《抗日游击战争的战略问题》中曾说"战争的基本原则是保存自己消灭敌人"，实际上两者是辩证的关系：只有消灭敌人，才能有效保存自己；而只有保存自己，才能更好地消灭敌人。

（1）现代医学过度依靠药械攻邪，忽视提高机体抗病能力

毛泽东说："外因是变化的条件，内因是变化的根据，外因（药械）通过内因（机体修复力）而起作用。"笔者在 20 世纪 60 年代进入癌症临床之初，遇到的均为中晚期病人，肝癌病人都有巨大的肿块。为救治病人心切，当年

使用超大剂量的甲氨蝶呤（化疗），几周便见到肿瘤明显缩小。由于大剂量化疗使病人免疫功能明显降低，白细胞计数从几千降到几百，再过几周肿瘤以更快的速度卷土重来，而且如入无人之境，并出现全身广泛转移（包括现在很少见的皮肤和脑转移），病人瞬即死亡。后改用较小剂量化疗，再加用扶正中药，生存期明显延长。提示攻邪要适度，还要重视扶正。现代医学越来越多地依靠"药械"，忽视了人体强大的自我恢复能力；而且常认为"药械"越强越好，甚至因此削弱了机体的修复能力。如抗菌药物的过度应用，破坏了人体肠道内菌群的平衡，从而降低疗效；癌症化疗药物的过度应用，削弱了病人的免疫功能，同样难以获得好的远期疗效。2018年《科学》（Science）的一篇文章说，肠道菌群影响PD-1免疫治疗（俗称"救命药"）的效果，如果同时使用抗生素，由于抑制了肠道菌群而降低其疗效；2019年《自然—医学》（Nature Medicine）一篇文章也指出，微生物组和癌症的发生发展以及治疗效果有密切联系。

（2）"攻邪"要一分为二

从消灭敌人才能有效保存自己的角度，现代医学对传染病和癌症都采取"消灭"战略，由此制备出对付微生物的各种抗生素，以及对付癌症的手术、放疗、化疗、局部治疗以及大多数的分子靶向治疗，从而促成近百年对付传染病和癌症疗效取得实质性进展。然而如同皮球打得越重，反跳也越重一样，如果"攻邪"没有彻底消灭敌人，加上消灭敌人的同时机体也受到严重损害，常导致残敌卷土重来，而且打击越重，反扑也越重。笔者搞癌症，历史上"超根治手术""超大剂量化疗"等，均成为昙花一现而被淘汰。因为当残癌卷土重来的时候，机体也处于完全无抵抗力的状态，尽管残癌可能为数不多，但也如入无人之境而反败为胜。

从中华哲学角度，"阴阳复阴阳"，即阴中有阴阳，阳中也有阴阳。疾病治疗中"攻邪"与"扶正"互存，攻邪中"正效"与"反效"也互存，所以"攻邪"也要一分为二。任何消灭肿瘤疗法都是一分为二的，2008年《癌症研究》（Cancer Research）的一篇文章《荷瘤鼠事先给予环磷酰胺（化疗）治疗

肠道菌群影响 PD-1免疫治疗效果
抗生素降低其疗效
Gut microbiome influences efficacy of PD-1-based immunotherapy against epithelial tumors
Routy B, et al. Science 2018

肠道微生物影响癌症疗效
The microbiome, cancer, and cancer therapy
Helmink BA, et al. Nat Med 2019

抗生素降低"救命药"疗效

环磷酰胺预处理可诱导癌转移

化疗的反作用

Induction of metastasis

by cyclophosphamide

pretreatment of host mice:

an opposite effect of chemotherapy

Yamauchi et al. Cancer Res 2008

化疗的反作用

可诱导癌转移：化疗的反作用》，这里"化疗的反作用"，笔者还是第一次看到，因为通常一个新药问世，大家多注意其疗效和副作用，很少关注其有否"反作用"，那么有什么补救办法吗？笔者等在 20 世纪 80 年代，曾用裸鼠人肝癌模型做过实验性治疗研究，发现在给予放疗和化疗"攻邪"的同时，加用免疫治疗（混合菌苗，即 Coley 毒素），荷瘤鼠生存期明显延长，当然前提还是攻邪要适量。几年前笔者单位曾总结 88 例生存 20～48 年的肝癌病人，其中不少在手术消灭肿瘤后，应用了免疫治疗（混合菌苗、卡介苗等）。

（3）"攻邪"要"适度"

笔者多次引用《黄帝内经》的这段话："大毒治病，十去其六；常毒治病，十去其七；小毒治病，十去其八；无毒治病，十去其九。果肉果菜，食养尽之，无使过之，伤其正也。"大剂量放化疗应属"大毒"，因其可大幅降低病人的免疫功能，甚至使免疫功能消失殆尽，所以中医主张"十去其六"，为什么呢？"无使过之，伤其正也"，过多将损伤正气。同样，有些抗生素也属于大毒，笔者老伴因吸入性肺炎用尽各种抗生素，最后用了替加环素，不久便见血小板明显下降，出现肝功能障碍、明显黄疸和出血倾向。这正是在治疗理念上中医大别于西医之处，外因通过内因而起作用，保持机体的抵抗力这个"内因"，始终是治病过程最重要的"根本"。至于"无毒治病"也只能"十去其九"。笔者以为，如同吃饭，饭是无毒的，但如果吃十碗饭，饭便变成可能危及生命之品。《黄帝内经》又说："大积大聚，其可犯也，衰其大半而止，过者死。"笔者搞癌症，"大积大聚"包含了现代的癌症，也认为治疗要"衰其大半而止"，亦即十去其六，如果治疗过度，病人将死亡。所以"攻邪"要"适度"，这也就是"阴阳中和"之意。如何才是"适度"，需要经过多次实践才能确定。

（4）"攻邪"合并"扶正"可供参考的线索

2015—2016 年，笔者老伴反复患肺炎，多次住院。每次用抗菌药物肺炎得到控制后出院，然而不久肺炎又复发。于是医者在肺炎控制后再追加一疗程抗菌药，然而出院后两月又因严重丹毒再住院。医者同样在使用抗菌药控制丹毒后，再追加一疗程抗菌药。不幸出院 3 个月后肺炎又卷土重来而再住院。同样使用新的抗菌药，好不容易又将肺炎控制，医者说还得再追加一疗程抗菌药。然而病人体温虽已正常，但人已虚弱到无力下床，而且冷天也大汗淋漓，连讲话都没有力气。笔者感到，病人因攻伐过度已衰弱不堪，决定不再追加抗菌药而出院。出院后自然不再卧床静脉用药，每天只口服一包"补液盐"，另外开了几副"生脉饮"（人参、麦冬、五味子）扶正中药，清淡饮食调理，慢慢下床走几步，然后在室内增加行走步数。没有想到两周后大汗已止，胃口也好起来。一月后已能下楼到院子里散步，大半年没有再复发。提示中药扶正是可供参考的一条线索。笔者也已耄耋之年，经常咳嗽，肺科老医生建议可用一点"日达仙"（胸腺素）以提高免疫功能，看来西医也注意到扶正的重要，这也是另一条可供参考的线索。

对癌症而言，"1. 辩证看待局部与整体"（前文第 62～67 页）一节中，已有关于强化整体的途径可供参考，至少包括神经系统干预、免疫干预、内分泌干预和代谢干预，这将大大扩展现代医学的新领域。当前免疫干预已重新受到重视，而神经系统的干预，是"扶正"的一条崭新途径，从中医"一曰治神"的角度，将可能弥补现代医学"重形轻神"的短板。

（5）中华哲学扶正理念与西医支持疗法的异同

通常西医的扶正主要是提高免疫、补充营养，而且常认为越多越好，甚至主张强迫给予（如不能进食者的胃管给予）；当然也包括缺什么给什么，如失血则输血，血小板低则输血小板，等等。而中华哲学的扶正理念，笔者体会如下。① 主要是纠偏。如老子所说"天之道，损有余而补不足"；或《黄帝内经》的"不足则补，有余则泻"，如属"阴虚"则补阴，"阳虚"则补阳，通过"纠偏"使机体恢复修复能力。② 扶正重视"治神"。《黄帝内经》说："一曰治神，二曰知养身，三曰知毒药为真，四曰制砭石大小，五曰知腑脏血气之诊。"将"治神"放在首位。又说："目者五脏六腑之精也……神气之所生也。"至于如何"治神"，笔者非中医，不敢引申。③ 扶正要结合病人具体情况，不能硬性给予。笔者遇一老年肺癌病人，走着入院，医者即要病者每天口服"营养液"，病人只好勉强从之，但见其舌苔厚腻，两周便离世。笔者老伴最后一次炎症住院，因病人迷糊不能主动进食，医者通过胃管每天给予1 500毫升营养液；不料第二天便出现明显腹泻，因病人舌苔厚腻，笔者建议减少营养液；医者说营养液有助炎症的控制拒不减少，而采用止泻和堵住排出的办法，终因不能吸收而反流至肺，导致吸入性肺炎，提示"补"（扶正）同样要"辨证论治"。

7 辩证看待高精尖新与多快好省

从"阴阳互存"的角度，"高精尖新"与"多快好省"也是医学经常遇到的问题，两者同样既对立，又互补。从我国国情出发，这个问题更为重要，尽管我国已成为世界上第二大经济体，但中国共产党十九大党章指出："我国正处于并将长期处于社会主义初级阶段。这是在原本经济文化落后的中国建设社会主义现代化不可逾越的历史阶段，需要上百年的时间。"

（1）癌症治疗聚焦高精尖新多，兼顾多快好省少

分子靶向药物的出现，是医学进入分子水平的标志，成为继化疗后的新一代癌症治疗方法，但也导致医疗费用大幅度提高，连发达国家都感到难以负担。笔者常引用一些报刊文章，是因为老百姓关注这些话题。2018年7月12日《参考消息》的一篇文章《天价救命药成美国社会隐痛》，确实，靶向药物，如免疫疗法的明星药物"派姆单抗"，有人称"救命药"，每年费用高达15万美元，约合百万人民币；用于治疗B细胞淋巴瘤的基因药物，一次治疗费用47万美元，约合300万人民币。偶见国内网上有"一辆小汽车换一盒靶向药，吃20天"的图片。分子靶向药临床上虽有疗效的提高，但早在2014年《柳叶刀》（Lancet）便有文章说"靶向治疗也非根治和持久，因癌被攻击而产生对抗"。

现在连西方也认为"对付癌症最好的武器不是魔弹（分子靶向治疗剂）"，2020年《自然》（Nature）的这篇文章说，近年美国不断报告癌症生存率的提高，文章认为之所以提高是因为肺癌

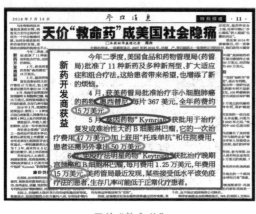

天价"救命药"

减少，而不是因为用于晚期病人的靶向药物和新免疫治疗剂；认为有效的方案不是尖端药物，好的健康和社会政策将比复杂的药物挽救更多生命。

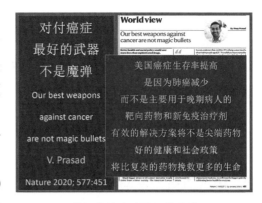

最好的治癌武器不是魔弹

（2）传染病防控同样需要高精尖新与多快好省兼顾

笔者最近看到我国 1950—1970 年代疫病防控多快好省的报道：基本消灭鼠疫、霍乱、天花、回归热、黑热病，控制了白喉、麻疹、脊髓灰质炎、伤寒、肺结核、血吸虫病；使预期寿命从 1949 年的 35 岁增长至 1975 年的 69 岁；用的是强身抗病，建立卫生医疗体系，公费医疗，采取低成本治理（如培养农村赤脚医生、城市医务人员下农村巡回医疗，重视发挥中医作用），控制药价，等等。记得当年笔者也

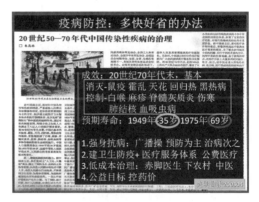

多快好省也是疫病防控之路

亲历全国性的"爱国卫生运动"、工间"广播操"和下农村培养赤脚医生。

再以新冠肺炎流行为例，我国得以基本控制，靠的主要是"检测＋追踪＋隔离＋限制外出＋中西医结合＋疫苗"。2020 年《自然》（*Nature*）一文称：非药物干预使我国新冠肺炎病例数降低了 67 倍，研究人员还发现不同干预措施的有效性也不同。早期发现和隔离病例比限制旅行和减少接触预防了更多的感染，不同的非药物干预策略的联合使用取得了最强烈和最迅速的效果。笔者体会，多种非药物干预（多快好省）的"联合应用"是我国第一阶段疫情得以控制的最重要手段。诚然，有效的检测还是要靠病毒的分离鉴定和相关科技（高精尖新）。相比之下，至 2020 年 7 月底，短短几个月，美国付出了死亡人数 15 万的代价，重要的原因可能正是忽视了非药物干预的重要性，尤其是其"联合应用"的认真实施。多快好省措施的联合应用，其作用可见一斑。为此，也提示医学应该高精尖新与多快好省两条腿走路。

这里再一次重申，笔者并不反对"高精尖新"，因为从"阴阳互变"的角度，"高精尖新"随着时间的推移，也可能转变为"多快好省"，但需要时间。笔者只是提醒在进行"高精尖新"的同时，不要忽视"多快好省"。如果只重视"高精尖新"，那只能发挥专业人员的作用；如果也重视"多快好省"，则同时可发挥非专业人员甚至人民大众的作用，毕竟两个积极性总比一个积极性好。笔者认为，这正是东西方在哲学思维上的互补之处。

8 辩证看待偶然与必然

从"阴阳互存"的角度，"偶然"与"必然"既对立，又统一，又互变。我们不但要承认那些众所周知的规律、公式等"常理"，还必须重视那些看似有悖于常理的"偶然"现象。毛泽东说"矛盾的普遍性即寓于矛盾的特殊性之中"，换言之，"必然"常寓于"偶然"中，不然人类就不会有进步。

（1）抓住"偶然"，发现更多的"必然"，医学才能又进一步

兹不说苹果落地与牛顿的万有引力等众所周知的"偶然"与"必然"的例子。在新冠肺炎流行之际，笔者偶然看到访问刘力红（中医）的采访报道："针灸起到和呼吸机一样的作用，举了四个案例。第一个案例就是上海中医药大学，然后有广州中医药大学，等等，第四个案例举的我们一位病人氧饱和度已经很低了，一定是要上呼吸机的，但中医把针一扎上去之后，氧饱和度就上去了，最终没有用呼吸机……我们的病人主要是中偏重的病人吧，也都在吸氧，都在胸闷，都觉得呼吸不畅。但是我们用上中医，比如扎上针之后，病人的这些状况马上就改善，而且每个病人都这样。"笔者没有参与实践，不敢妄加评说。但从该描述来看，是一个很值得重视的"苗头"（偶然）。笔者所以感到针灸可能有用，是基于笔者儿子、妻子、母亲的急性阑尾炎均用针刺治好；特别是年逾九旬的母亲阑尾炎穿孔致弥漫性腹膜炎，只用针灸加少量抗菌药而未做外科引流；加上 1960 年笔者等曾在《中华医学杂志》（外文版）发表《针刺治疗急性阑尾炎 116 例分析》，而且针刺后三天左右便可见到主客观的好转。笔者以为，针灸对某些疾病的有效性，已逐步从"偶然"向"必然"过渡。为此，对这些看似"偶然"的现象，值得通过更多的实践去验证，如果针灸确能减少呼吸机的应用，就是一件了不起的发现。

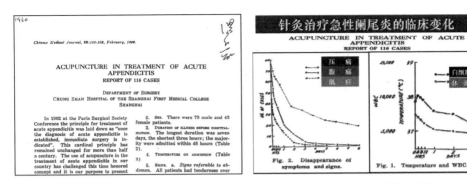

笔者针灸治疗急性阑尾炎的论文　　　　针灸治疗阑尾炎的临床效果

（2）为什么"偶然"常视而不见，或不以为然

"偶然"在我们生活中比比皆是，层出不穷。为什么"偶然"常视而不见，或不以为然？笔者以为这主要是因为脑子里有个"常识""规范""定律"等的框框。而其根源是对中华哲学缺乏了解。中华哲学有《周易》《道德经》《孙子兵法》《黄帝内经》等古代的，比较难懂；笔者以为也有易懂的现代版，如毛泽东的《矛盾论》和《实践论》。

对于"偶然"与"必然"的关系，我们不妨重温毛泽东的一些论述。《矛盾论》说："每一个事物内部不但包含了矛盾的特殊性，而且包含了矛盾的普遍性，普遍性即存在于特殊性之中。"笔者体会"普遍性即存在于特殊性之中"就是"必然即存在于偶然中"。中医治病的有效性，常认为是"偶然"现象而被忽略。尤其是因为中医的"辨证论治"，难以获得循证医学的承认。笔者以为，对疾病治疗而言，"疗效是硬道理"，有效就隐藏着"必然"。《实践论》说："认识的过程，第一步，是开始接触外界事情，属于感觉的阶段。第二步，是综合感觉的材料加以整理和改造，属于概念、判断和推理的阶段。""感性的认识是属于事物之片面的、现象的、外部联系的东西。"如果中医只是偶然几次有效，应该还属于"感性阶段"，《实践论》又说"通过实践而发现真理，又通过实践而证实真理和发展真理"，如果上百次实践的有效，就应存在着"必然"。《实践论》又说："客观现实世界的变化运动永远没有完结，人们在实践中对于真理的认识也就永远没有完结。"为此，要重视"偶然"，再通过实践去发现和证实"必然"，我们才能不断进步，而这个过程是永无完结的。

新冠肺炎流行，对中医的疗效争议不少，其中核心问题是"中医能否杀灭病毒"。前面说过，一项对连花清瘟胶囊的临床试验在国际杂志《植物医学》发表，其结果是：在常规治疗基础上，联合应用连花清瘟胶囊口服 14 天，可显著提高新冠肺炎发热、乏力、咳嗽等临床症状的改善率，明显改善肺部影像学病变，缩短症状的持续时间，提高临床治愈率，遏制新冠病情恶化，而且安全性较高。既然治疗组和对照组都各有 142 例，为此其疗效应该可算从"偶然"变为"必然"。但核酸检测转阴作用不大，如果从这个角度去评价，其疗效似乎又未能肯定。然而病人的感觉是服了中药确实感到症状缓解，不少病人痊愈。笔者以为，治病有"消灭"与"改造"两套办法，从中华哲学的角度，"阴阳互存"，治病的"消灭"与"改造"既对立，又互存，不能只看到只有"消灭"才能治病，还要看到"改造"也可治病。好比对付犯罪，不能说只有"死刑"才算有效，而"徒刑"不算有效一样。这样，中医的有效性就不是"偶然"现象！

9 一分为二看问题，有时负面比正面更重要

"易""道""阴阳""矛盾"是中华哲学的根基。"一阴一阳之谓道"，"阴阳"归根到底就是"不变（自然法则不变），恒变（'阴阳'就是永不停息的变）和互变（变总是阴阳互变）"。"夫阴阳者，数之可十，推之可百，数之可千，推之可万"，提示阴阳不可穷尽。而且"阴阳复阴阳"，阴阳中还有阴阳；因为《黄帝内经》说"阴中有阳，阳中有阴"，为此"阴"中也有阴阳，"阳"中也有阴阳。笔者体会，这就是任何事物都是一分为二的。一分为二就是任何事物都有阴和阳；有优点，也有缺点；有正面，也有负面。有时负面比正面更为重要，因为阴阳互变，负面可向正面转变；克服了缺点，事物就向前推进。

这个道理其实前文也已说过不少，可谓"百姓日用而不知"：工业化使人类文明向前推进了一大步，但也带来极大的负面问题——温室效应导致的气候问题；核聚变是科学一大突破，但带来人类末日风险；塑料成为人类生活的必需，但也带来生态危机；靶向药物提高疗效，但带来医疗重负；人类对大自然的过度干预，是否为疫病的根源？当人类能够冷静思考，"刚柔相推，变在其中"，也许能带来新的局面。这就是 2020 年抗疫以来不少媒体刊登的反思之作的主要内容。

一分为二看问题，有时负面比正面更重要，所谓看"负面"，就是质疑。国内少见"质疑"，杂志看到多是"紧跟"。国外倒有不少"质疑"之声，如"人类应学会与传染病共存"（本书第 52 页右图）；"与其消灭肿瘤，不如控制肿瘤"（本书第 58 页左图）；诺奖获得者伊·普里戈金说"西方文明中得到最高的技巧之一就

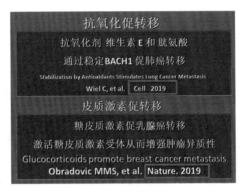

保健品和药物也是一分为二的

是拆零"（本书第 63 页图）；"支架搭桥不比药物治疗更有效""美尽量推迟给新冠病人上呼吸机"（本书第 77 页图）；"化疗的反作用"（本书第 80 页图）；"对付癌症最好的武器不是魔弹"（本书第 83 页上图），等等。新近的文献对保健品也有一分为二的评论，如 2019 年《细胞》（Cell）报道抗氧化剂维生素 E 和胱氨酸可促进肺癌转移；对临床常用药物也同样有一分为二的评论，如 2019 年《自然》（Nature）也报道糖皮质激素促乳腺癌转移。

当前"过度治疗"是癌症治疗的一大问题。十余年前国际顶级杂志已有不少报道。如 2009 年《柳叶刀》（Lancet）的一篇文章便是《乳癌辅助治疗要与过度治疗斗争》；2009 年《新英格兰医学杂志》（N Engl J Med）也登载了《晚期结直肠癌的靶向治疗——多并非总是更好》。成为时代特征的靶向治疗更需一分为二来看。2016 年《新英格兰医学杂志》便有《癌症靶向治疗的心血管毒性》专题文章。笔者对此印象深刻，永生难忘。因为笔者老伴患 HER-2 阳性乳腺癌，那时针对性的靶向治疗剂赫赛汀（曲妥珠单抗）刚问

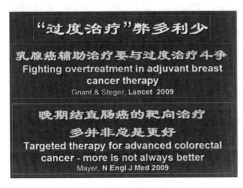

癌症过度治疗弊多利少

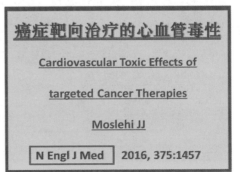

靶向治疗心血管毒性不容忽视

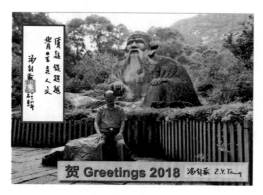

笔者2018年的贺年片

世，好不容易争取到用于治疗。但治疗的副作用层出不穷，口腔溃疡，严重头痛，特别是半个疗程后便出现明显心脏毒性而被逼停用。由此出现心房颤动和两次脑梗，导致全身状态每况愈下，肺炎缠绵不断而离世。

2018年笔者的贺年片以宋代老子雕像为背景，题词就是"质疑促超越，背景是人文"。笔者以为"质疑"不单单是西方哲学中的"证伪"或否定一切，而是中华哲学的一分为二看问题；不仅仅是要看到或寻找负面的问题，还要认识到负面存在的必然性；防患于未然，并加以改进，才能实现超越。"背景是人文"，能否理性质疑，关键在深厚的人文功底，而人文功底的核心是哲学思维。

10 "阴阳复阴阳"给医学扩展出更大的视野

《黄帝内经》说"阴中有阳，阳中有阴"，亦即"阴"中有阴阳，"阳"中也有阴阳；又说"夫阴阳者，数之可十，推之可百，数之可千，推之可万"，为此阴阳不仅横向可延伸出无数，而且一对阴阳内部还可衍生出更多的阴阳，这就给医学扩展出更大的视野。

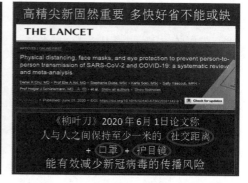

阴阳复阴阳一例　　　　　　　　多快好省不能或缺

"阴阳复阴阳"再以新冠肺炎抗疫为例，从消灭与改造这对"阴阳"而论，研究"消灭"策略，主要是研制抗新冠病毒药物，以求杀灭病毒；研究"改造（机体）"策略，主要是研制相关疫苗，使机体具备抵抗病毒能力，而不是直接杀灭病毒，只此而已。然而"消灭"又可延伸出"精准"与"模糊"，抗病毒药物属于"精准消灭"，而"模糊"的消灭（或驱离），又可包括研究口罩、隔离、社交距离、限制外出、中医介入等措施，显然从现代的角度，这些只能属于"低档"的研究，然而笔者没有想到，这些研究居然出现在《自然》（Nature）和《柳叶刀》（Lancet）等杂志；如果从"模糊改造"角度，即不是特异改造机体角度，则又可包括强身祛病，如适度锻炼和合理营养等。总之，"阴阳复阴阳"至少出现了四个领域的研究，而且每个领域，从一分为二的角度，又可分出其正面和负面，或优点和缺点。耐人寻味的是，我国基本控制了疫情，前期主要是靠"模糊"，当然"精准"也不能或缺，因为如果没有病毒鉴定和核酸检测，病人也难以发现。后来才出现新冠疫苗被批准附条件使用。

总之，从"阴阳互存"以及"阴阳复阴阳"的角度，可以使我们的思维大幅度扩展，从而更为全面。笔者再重申，提倡中国哲学思维，不是复古，而是应用这些哲学原理，去发展现代医学，也就是老子所说"执古之道以御今之有"；不是拆台，而是补台。

三、从"阴阳互变"动态看问题

中华哲学关于"阴阳互变"有诸多论述。

《道德经》说"反者道之动"，提示运动总是向相反方向，如"兵强则灭，木强则折""物壮则老"，就是"强"向"弱"转变；"弱之胜强，柔之胜刚"，就是"弱"向"强"转变。又说"祸兮，福之所倚；福兮，祸之所伏"，提示对立双方可互相影响、转换，即互变。

《黄帝内经》则认为"阴阳者，天地之道也，万物之纲纪，变化之父母"，提示阴阳是变化之源；又说"阴阳相贯，如环无端"，就是"阴阳互变"无穷无尽。

《矛盾论》说："一切矛盾着的东西，互相联系着，不但在一定条件之下共处于一个统一体中，而且在一定条件下互相转化。"

换言之，所谓"阴阳互变"，就是"阴"和"阳"既对立，又可相互转变。为此，要动态地看问题；还可从"不变"的自然法则（如"物极必反"）中，预测变化的方向。还是前面曾说的，我们"要两条腿走路"，走路时两腿一前一后，不是也不断在"互变"吗？

1 事物转化运动——永无完结

《道德经》说："有物混成，先天地生。寂兮寥兮，独立而不改，周行而不殆，可以为天地母。吾不知其名，字之曰道。"其中"周行而不殆"，提示"道"是永不停息的运动。《系辞》说"一阴一阳之谓道"，"道"就是"阴阳"。《黄帝内经》认为阴阳是"变化之父母"，提示阴阳是变化之源；又说"阴阳相贯，如环无端"，就是"阴阳互变"无穷无尽。毛泽东说"矛盾即是运动"，又说"矛盾存在于一切事物的发展过程中"，而且还举了一个生动的例子："生命也是存在于物体和过程本身中的不断地自行产生并自行解决的矛盾；这一矛盾一停止，生命亦即停止，于是死就来到。"总之，"阴阳互变"的运动是永不停息的。

（1）以新冠肺炎疫情为例，病毒变异不断

2020年《美国科学院院报》刊发英国剑桥大学科学家的论文，他们通过对160个来自世界各地新冠病毒的基因分析，认为当前新冠病毒根据不同人群的免疫能力，已经发展出三个亚型，即A、B、C三个类型。其中与蝙蝠和穿山甲携带的冠状病毒基因最为接近、最早传到人类身上的A型，虽然在武汉曾被发现过，但与中国内地流行的新冠病毒基因并不相同。A型病毒主要出现在美国和澳大利亚。在美国，至少2/3的确诊病例样本都属于A型。而在武汉流行的其实是从原始病毒变异而来的B型病毒。在法国、西班牙、意大利以及英国等欧洲国家流行的新冠病毒是从B型演变而来的C型，它在中国内地没

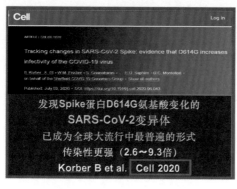

新冠病毒变异传染性更强

有找到样本，但在新加坡、中国香港以及韩国等地出现过。钟南山院士也表示，新冠病毒通过变异适应了人体环境，才表现出越来越强的传染性。后来笔者又注意到有报道称新冠病毒已有 10 种变异。2020 年 7 月《细胞》（Cell）的最新文章说，新冠病毒变异成为全球大流行中最普遍的形式，传染性更强，达 2.6～9.3 倍。这提示新冠病毒在不断地变异，从而也为未来的疫苗应用带来阴影，过去流感病毒疫苗就不断面临病毒变异的问题。

（2）癌症同样是"动态变化的疾病"

如左下图所示：① 癌发生发展过程是不断动态变化的过程。"原位癌"通常是不转移的，到了进展期便有了转移的能力，显然相关基因也随之而变。② 笔者等十年左右的实验研究发现以及文献报道提示，用消灭肿瘤的办法（手术、放疗、化疗、射频消融等局部治疗、一些分子靶向治疗），可以导致未被消灭残癌的转移潜能提高，并伴有基因的改变。例如中晚期肝癌常用的索拉菲尼靶向治疗剂，虽可使肿瘤缩小，但却促进肿瘤的播散，并发现它下调了 HTATIP2 这个基因的表达。③ 文献也提示，社会心理因素可改变基因组的演变，这样看来，病人的精神状态可影响癌症的预后。④ 随着环境、职业、生活方式等的变迁，癌的遗传特性（相关基因）也随之改变。笔者搞肝癌，2019 年《癌细胞》（Cancer Cell）的一文说，肝癌细胞生物多样性与微环境相呼应，多样性越强，T 细胞抗癌能力越差，预后越差，提示同样是肝癌，但不同的癌细胞各异，而且还与微环境互动而不断变化；2020 年《肝脏病》（Hepatology）杂志的一篇文章说："肝癌进展基因呈动态变化，从而有助了解肿瘤进展机制和寻找治疗的靶基因。"为此，癌症基因的动态变化，也为癌

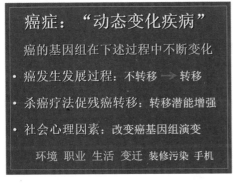

癌症是动态变化的疾病

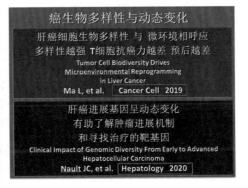

癌基因动态变化的报道

症分子靶向治疗投下阴影。要制备一个分子靶向治疗药物，从找到相关基因，到制备药物，到临床试验，到正式上临床，通常要几年乃至十几年的时间。

（3）所有疾病都是一个动态变化的过程

传染病就是疾病病原体与人的机体相互斗争的动态变化过程。《系辞》说"刚柔相推，变在其中焉"，即"阴阳相推"而出现各种不同的变化：病原体与机体相搏，视两者的强弱变化，而出现"治愈""稳定"或"死亡"。为此对疾病的防治，需紧密结合疾病的变化而采取不同的策略和办法，亦即需因人、因地、因时而变换防治措施。为此，中医的"辨证论治"是符合中华哲学思维的。

现代医学基本上采取一病一方的办法，偏于静态、孤立地看问题。细菌性疾病用抗生素，病毒性疾病用抗病毒药治疗，癌症用"消灭"癌细胞的办法，高血压用降压药，糖尿病用降血糖药，等等；而且常常是一用到底，也不管张三、李四，治法基本相同；重局部治疗而轻全身调控。而相比中医在理念上，结合病的变化，可以同病异治，也可以异病同治；视病情变化而灵活应用"攻邪"和"扶正"；局部与全身兼顾，等等。因此，中华哲学思维中的"恒变"，值得现代医学思考。

2 事物转化方向——对立互变

《道德经》说"反者道之动"，提示"道"的运动总是向相反方向。例如"强"向"弱"转变，老子就形象地说"兵强则灭，木强则折""物壮则老"。因为《系辞》说"一阴一阳之谓道"，所以"道"的变化就是"阴阳"的变化。《黄帝内经》说"寒生热，热生寒，此阴阳之变也"，也提示"变"总是向相反方向，即"阴阳互变"。为此人们可能通过"阴阳互变"，预测事物的发展方向。

（1）"阴阳互变"比比皆是

老子说"出生入死"，这是自然法则，生物如此，非生物也不例外。就宇宙而言，据研究，恒星寿命从几百万年到数千亿年不等，也就是同样有从"生"到"死"的转变。据说恒星诞生于分子云的星云，由于引力、密度、温度等因素，形成了原恒星；再变成可发光的主序前星；随着温度增高启动了氢核聚变，诞生了稳定燃烧的恒星，当前我们每天看到的太阳，据说就是处于这个"青壮年"时期；后来氢燃烧耗尽，便膨胀变成红巨星；红巨星的燃料由氢变为氦，很快也就耗尽，变成白矮星；最后，恒星据说是以超新星爆发而死亡的。笔者不搞天文，但这段描述不是也很像人的"生老病死"，即由"生"到"死"的转变吗？

就人类历史而言，"盛"向"衰"转变，也比比皆是。前面说过，小时候就曾背诵过："唐尧夏商周，秦汉晋隋唐，宋元明清民国"，这是我国几千年历史，每个朝代的更迭，就是"盛衰互变"。美国二百余年盛极一时，如今也有颓势，同样离不开"盛衰互变"的规律。再如"弱"向"强"转变，最现实的例子，就是中国共产党 1921 年成立，到新中国成立只用了 28 年，真的如同毛泽东所说"星星之火，可以燎原"，有人评论这可能导致世界"千年未有的大变局"。

就人生而言，"弱"小的婴幼儿向"强"壮的壮年转变；又从鼎"盛"的中年向体"衰"的老年转变。"弱"不会永远的弱，"强"也没有永恒的强。

就席卷全球的新冠肺炎疫情而言，如同老子所说"飘风不终朝，骤雨不终日"，至少在我国，也就是几个月的时间便得到基本控制，逐步恢复正常，这就是疫情的"盛衰之变"。当然，我国的这个"变"，包括了人的干预。

（2）"阴阳互变"有助预示医学的发展方向

1）当医者过分关注"局部"的时候，"整体"的研究可能就是重要的发展方向。以癌症为例，笔者以为，在局部控制癌的基础上，合并整体调控将是最终控制癌症的重要战略方向，包括调控机体的四大调节系统（神经、免疫、内分泌、代谢）。特别是需要结合"阴阳互变"的原理，合理应用。如干预交感神经系统，需要针对病人交感与副交感的偏胜，才能有的放矢。其实中医治疗"阴虚"和"阳虚"已有千百年积累，从现代医学而言，前者交感偏胜，后者相反。

2）当前医学在"微观"深入的同时，"宏观"就成为不可忽视的领域。如 2020 年新冠肺炎疫情全球流行，不仅引发对人类过度干预大自然的反思，还包括人类对社会变革的反思。2020 年 5 月 5 日《参考消息》转载题为《疫情将拨快时代大变革时钟》的日本报刊文章，称2018 年诺贝尔生理学或医学奖得主

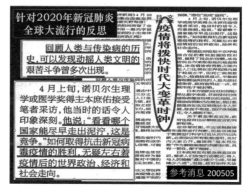

新冠疫情引发社会变革的反思

本庶佑说："看看哪个国家能尽早走出泥泞，这是竞争。"提示如取得抗击新冠病毒疫情的胜利，无疑左右着疫情后的世界政治、经济和社会走向。提示疾病的防控，不仅要关注微观，还要重视宏观。

3）当大家都强调"精准"之际，"模糊"可能是重要的补充。在精准医学已取得疾病分子分型和靶向治疗成果之际，不能忽视对"模糊"的关注。仍以新冠病毒疫情为例，世界各国从限制出行到放开限制，其中疫情得以控制是"精准"（病毒鉴定与检测）与"模糊"相结合的结果。而"模糊"，如戴口罩、追踪、隔离、社交距离、限制出行、建方舱医院，在我国还加上中医的参与等，都不是"精准"针对新冠病毒的，但起了较为重要的作用。

4）当医学偏于"百战百胜"之时，"不战而屈人之兵"就可能大有作为。"消灭癌症"战略虽取得重大进展，但远未全胜。实际上"不战而屈人之兵"的办法已经出现，如癌症已出现诸多"改造"残癌的线索。如：促残癌"改邪归正"的分化诱导剂（如三氧化二砷）；消除促癌的炎症微环境（如阿司匹林），对付促癌转移的缺氧微环境（如抗血小板药物、使血管内皮正常化的丹参、其他活血药）；还可从调控整体出发，如调控神经系统（如 β 受体阻断剂、多巴胺激动剂），调控免疫（如干扰素、免疫检查点治疗剂）、调控内分泌（如三苯氧胺、瑞宁得），调控代谢（如氨基酸、抗酸中毒、抗糖尿病）；综合调控更受关注（如适度运动、中医中药）。所有这些，都不属于直接消灭肿瘤的办法，而是属于"不战而屈人之兵"的性质。值得注意的是，这些"改造"疗法，同样也需要结合"阴阳互变"原理合理应用，而不是简单的"加入"。

5）当"侵入性诊疗"成为时尚，"非侵入诊疗"就可能出奇制胜。在现代医学研发出越来越多侵入性诊疗的同时，不妨冷静思考一下是否可以重新应用"黑箱"原理。中医"望闻问切"完全不依靠侵入手段便可"看"到机体的"阴阳偏胜"，是"实证"还是"虚证"。如果应用"大数据"研究，是否可能获得有一定量化的结果而应用于临床？前面在"偶然与必然"中说过，对重症新冠肺炎病人，有报道针灸使氧饱和度上升，从而免除呼吸机，尽管可能是偶然现象，但毕竟是一条"非侵入"的线索，不是也值得思考吗？

6）当医学聚焦"攻邪"之际，"扶正"便成为重要的方向。现代医学的"扶正"主要是营养补充、提高免疫功能等，如果能参考中医对"扶正"的认识，再结合"阴阳互变"的原理，将可能出现一个崭新的"扶正"领域。笔者以为，神经系统的调控，将是"扶正"的重要方面。

7）当"高精尖新"成为主攻目标之时，"多快好省"可能成为取胜捷径。当治病被看作修理机器，过度依赖"药械"的时候，医学的"人文"属性便成为重点。就抢救而言，如果您到重症监护室，看到的是病人插满了管子，分析起来哪一根管子都很重要，不可或缺，然而病人动弹不得，烦躁不安，甚至连手脚都要被绑起来以防拔管。医学成为对病人的"强迫干预"，忽视了老子所说"有无相生"，精神可以变物质。这时"人文关怀"，关注病人的主观能动性，特别是精神作用，就变成必须思考的问题。

为此，学一点中华哲学思维，通过"阴阳互变"，将有可能预示医学的发展方向，为我们提早抢占高地做好思维方式和方法的准备。

3 事物转化时机——物极必反

"道"或"阴阳"，归根到底就是三变："不变（存在自然法则不变）、恒变（'阴阳'就是永不停息的变）和互变（变总是阴阳互变）"。其实中华哲学并不深奥，《系辞》说"百姓日用而不知"，不是吗？像"物极必反""盛极必衰""过犹不及""分久必合""合久必分"，等等，都是老百姓经常说到和用到的，因为这些都是"不变"的自然法则。换言之，这就是"阴阳互变"的时机，即事物转化的时机。

再以席卷全球的新冠肺炎大流行为例，报章上经常出现"什么时候到'拐点'"的文章，这个"拐点"就是事物转化的时机。例如到 2021 年 10 月 18 日止，全球新冠肺炎确诊数超过 2.4 亿，死亡逾 490 万，已有众多国家或地区出现德尔塔变异株感染者，人们渴望"拐点"早日到来。

这些都在反映着"物极必反"的必然规律。现在由于科技进步，"拐点"的预测已经有章可循。据称传染病学有一个"R0"指标，即病毒再生繁殖数。如 R0＞1，提示感染者会传染超过 1 人，病毒将扩散；R0＜1，提示感染者会传染少于 1 人，疫情将消退。而新冠病毒的 R0 为 3.7～4.3，提示传染性很强，上述全球疫情的快速增长便是明证。以我国疫情曾经最重的武汉为例，2020 年 1 月 23 日限制外出，2 月 10 日的 R0＝2.3，至 2 月 17 日降到 R0＝0.83，终于在 4 月 8 日解除限制。从流行病学的角度，张文宏教授指出："武汉也许会成为中国最安全的城市，城中的许多人可能已经具有免疫力。"武汉从可能最危险到最安全，这就是"物极必反"的不变规律。

4 事物转化重点——有无相生

《道德经》说"有无相生，难易相成"，又说"天下万物生于有，有生于无"，又说"道生一，一生二，二生三，三生万物"，"道"是听不清、看不到的（无），却可以衍生万物（有）。这对常人而言，看似魔术，难以理解。但笔者以为，这正是中华哲学思维中"阴阳互变"的重点。以笔者而论，生于1930年，此前是没有笔者的，所以是"从无到有"；2021年笔者已年逾九十，预期长则百年，到那时又将"从有到无"，这也就是老子所说"出生入死"。但对医学而言，笔者以为，"形与神""精神与物质""治病与治病人""虚与实"的互变值得讨论。

（1）现代医学重"形"轻"神"

《黄帝内经》说："上古之人，其知道者，法于阴阳……故能形与神俱，而尽终其天年。"提示"形"与"神"是活人必须具备的两个方面，有"形"无"神"便是死人，而无"形"则"神"也无法体现。监护室重视病人的生命指标（血压、脉搏、呼吸），这无疑是重要的，但很少有关于病人"神"的记录。这好比重视汽车部件修复是否完善，而不太关注行驶是否良好，所以西医"重形轻神"。而中医对人体机器的修复远逊于西医，但治疗上强调"一曰治神，二曰知养身，三曰知毒药为真……"，"治神"是什么？笔者没有系统学过中医，不敢妄言。不过前面曾经举过笔者老伴的例子：严重肺炎经抗生素治疗后，体温虽已复常，但冷天仍大汗淋漓，连说话都没有力气，无法下床，两眼"无神"；后来回家停用抗生素，吃了几贴中药"生脉饮"（人参、麦冬、五味子），两周后便能走路，胃纳也好，眼睛变了"有神"。这里"有神"和"无神"，只能领会，难以言传。不过《黄帝内经》倒有描述"失神者死，得神者生矣"，那么"神"从哪里看得出来？《黄帝内经》又说"目者五脏六腑之精也，营卫魂魄之所常营也，神气之所生也"，所以有神无神主要看眼睛。为此，中西医当可互补。从现代医学的角度，如果能弄清"神"的本质，弄清"治神"的具体办法和机制，将是一大进步。

（2）精神可以变物质

《矛盾论》说"总的历史发展中是物质的东西决定精神的东西，是社会的存在决定社会的意识；但是同时又承认而且必须承认精神的东西的反作用"，这就是精神可以变物质。我们说一个好的医生应该是"治病人"，而不单单是"治病"。所谓"治病人"就是要重视病人精神的作用，发挥病人的主观能动性。其实《黄帝内经》对此也有深刻的描述，"精神不进，志意不治，故病不可愈"，又说"病不许治者，病必不治，治之无功矣"，又说"病为本，工为标；标本不得，邪气不服"，是说首先需要病人有信心，如果病人已悲观失望，再好的医药也无济于事，而且还要医生和病人相互配合才能有效。

其实现代医学也已注意到这些问题。2013 年《大脑行为与免疫》（*Brain Behav Immu*）一篇文章便是《神经系统可调控癌的基因组》，交感神经兴奋促癌。笔者再引老百姓喜欢看的报章报道，2016 年 7 月 1 日《参考消息》转载一文说：病人身心压力大，可导致癌症扩散速度加快 5 倍，认为化疗和手术等对人体可能造成身心双重伤害。2017年《柳叶刀-肿瘤学》（*Lancet Oncol*）一文呼吁社会心理关注，过去只重视治疗过程和临终关怀，今后应加强癌症治疗后康复期的关注。这些都说明，从"阴阳互变"的角度，精神与物质的互变将是医学上一个重要研究领域。

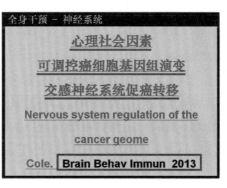

神经系统可调控癌的基因组

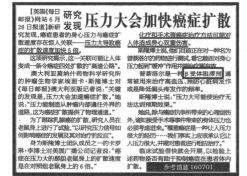

压力大会促癌转移　　　　　社会心理因素受重视

5 事物转化原因——内因外因

从"阴阳互变"的角度，疾病的发生可以"得病"或"不得病"，疾病的转归可以"变好"或"变坏"。导致"得病"还是"不得病"、转归"变好"还是"变坏"的因素，可归纳为"外因"和"内因"两个方面。它们之间的关系，《矛盾论》说得很清楚："唯物辩证法认为外因是变化的条件，内因是变化的根据，外因通过内因而起作用。"

（1）"健身祛病"是疾病防治的重中之重

前面说过，医学的重点任务是减少（预防）和减轻（治疗）疾病。就预防疾病而言，《黄帝内经》有诸多论述，如"正气存内，邪不可干"；又说"内外调和，邪不能害"；反之"邪之所凑，其气必虚"，均提示健康的身体是预防疾病的重要因素；所以生病，前提是身体虚弱。这些都提示"内因"的重要。《黄帝内经》又说"虚邪贼风，避之有时，恬淡虚无，真气从之，精神内守，病安从来"，也提示预防疾病重要的是靠人的"趋利避害"和"强化自身"这两个方面，同样说明"内因"的重要。

以新冠肺炎流行为例，尽管全球有高达几千万人得病，上百万人死亡，但从全球几十亿人口而论，仍然只是少数。为什么有些人得病，有些人（多数）不得病，在相同疫情环境下，提示"内因"可能是主要因素。即使得病较多的老人，也同样只有部分老人得病；同样是老人得病，也只是部分老人病情较重。2020 年《自然》（Nature）一篇文章说，新冠肺炎轻重取决于宿主因素。文章分析了病毒和宿主两方面的因素：上海地区发现的新冠病毒分为两大分支，但两大分支病毒在临床上对病人致病效应无显著区别；新冠肺炎发展严重程度的决定因素，主要还是与病人的年龄、基础疾病、淋巴细胞减少和相关的细胞因子风暴等密切相关，而这些都是"内因"。

上面讲的内因，是可能通过主观努力而改变的。当然也还有一些因素是难以改变的。如

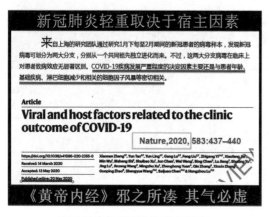

新冠肺炎轻重取决于宿主因素

2020 年 6 月 17 日，在线发表在《新英格兰医学杂志》（*NEJM*）的英国一项遗传学研究指出，与其他血型的人相比，A 型血的人感染新冠病毒和发展为"COVID-19 并发呼吸衰竭"的风险要高 45%，而 O 型血的人这种风险降低了 35%。

为此，从整个医学的角度，"健身祛病"是根本，当前提出的"健康中国 2030 规划纲要"，体现了我国五千年文明的身影。然而现状似乎偏重"消灭疾病"方面，加上"烟不离手，酒不离口"等不重视生活方式调整这个"内因"，疾病只会越治越多。

（2）疾病治疗，"内因"的作用举足轻重

上面讲了疾病预防，在相同"外因"强度的情况下，"内因"起关键作用，提示外因通过内因而起作用。那么疾病治疗上是否雷同呢？2013 年《科学》（*Science*）有一篇文章是《2013 年的年度突破——癌症免疫治疗》，这就是检查点阻断的免疫治疗（CTLA4、PD-1）。后来的临床实践提示，这种被称为"救命药"的药物对癌症病人也只是部分有效；少数病人还出现超级促癌的"反作用"。而且 2017 年《细胞》（*Cell*）也有一篇文章，是《有效的癌症免疫治疗，需要好的全身免疫状态》。这意味着同样的免疫治疗，同样的"神药"，有效还是无效，人体免疫状态这个"内因"仍然是关键因素。

《有效的癌症免疫治疗，需要好的全身免疫状态》这篇文章，不禁使笔者想起我们研究所唯一的肝癌百岁寿星。那是 1975 年笔者主刀手术的一位患大肝癌的 60 岁病人，手术切除标本病理报告为分化Ⅲ级肝癌，属于恶性程度较高者，果然术后 4 年转移到肺，又做了肺转移癌切除。这样的病人难以想象能成为百岁寿星，2017 年笔者到昆明看他时已是 102 岁，从照片可见全身状态不错。找到当年笔者做的卡片，他经历了两次大手术，既切除了大肝癌，又切除了肺部转移癌；手术后用了近 10 种疗法，包括极小剂量的两种化疗、四种免疫治疗和攻补兼施的"消积软坚"中药，给笔者印象很深的是乐观的情绪。也

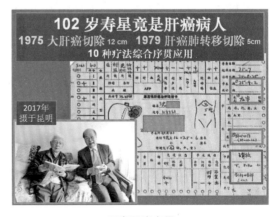

肝癌百岁寿星

许在基本切除肿瘤后，这些综合治疗有助控制可能残存的癌细胞。在免疫治疗中就有在"足三里"穴位接种三次卡介苗，记得接种后足三里穴位出现溃疡久不收口。那时只有简单的免疫指标，请注意上页图中卡片免疫状态中的"OT"，即旧结核菌素（皮试），皮疹直径 10 毫米 × 9 毫米（OT 皮试阳性），提示病人免疫功能较好。成为百岁寿星，笔者以为免疫治疗可能起了重要作用，而免疫治疗所以起作用又和病人有较好的免疫状态有关。而较好的免疫状态只能靠病人平时的保健和养生。这也提示癌症好的远期疗效，也需要有较好的免疫状态为基础。历史上强化化疗所以被淘汰，是因为不仅消灭了肿瘤，还将人体的免疫功能抑制掉，以致残癌可以死灰复燃，如入无人之境。20 世纪六七十年代，我们已有一个印象，即 OT 皮试阳性者预后较好，而 OT 皮试阴性者预后较差，同样说明外因通过内因而起作用。虽然是个案不足为凭，但值得思考。

（3）辩证看待"内因"与"外因"的轻重缓急

然而我们还必须辩证看问题。就是说对待"内因"和"外因"还必须分清其轻重缓急，不能一概而论，尤其是其强弱的比势。当外因过强时，内因将难以起作用。如 1945 年广岛原子弹爆炸，在一定范围内将摧毁一切；同样，1986 年切尔诺贝利核事故，其释放的辐射线剂量是广岛原子弹爆炸的400 倍以上，外因的作用将压倒一切。笔者在癌症临床中发现，过强的黄曲霉毒素（外因）就可引发肝癌；福建肝癌高发，是否和吃花生汤有关呢？印尼肝癌病人不少，是否和吃花生酱有关？因为花生霉变黄曲霉毒素含量高，而那些地区都属容易霉变的温湿地带。

早些年复旦大学附属中山医院有一位中医外科教授，烟不离手，笔者劝他少抽，他说经常吃人参，可以应对，但六十不到便因肺癌离世。还有一位某大医院党委书记，后来成为某市癌症防治办公室主任，也烟不离手，笔者也劝他少抽，他说喝绿茶可以解掉，一年后便出现肺癌，他说烟已不抽，但为时已晚。笔者任上海医科大学校长期间，一位管接待的同仁，可以说烟不离手，没有几年便因肺癌走了。最使笔者难以释怀的是笔者的战友，我们几乎同时发现胆囊结石，十年后他便因胆囊癌离世。我们研究所所有患胆囊结石的高年资医生都将胆囊切除，唯独笔者没有。因为笔者分析与那位战友的异同：笔者不抽烟，他的办公室总是烟雾腾腾；笔者每餐有绿色蔬菜，他喜吃烧烤；笔者游泳，他不运动，等等；笔者的胆囊结石至今三十余年只略为增大一点，笔者以为吸烟与否是关键。

笔者有幸主编过三版《现代肿瘤学》，1993年的第一版和2000年的第二版，在癌症病因中都没有专门列出吸烟；而2011年的第三版，就专门列出"吸烟与癌症"一章。2005年德维塔（DeVita）等主编的《癌症——肿瘤学的原理与实践》第七版，也在癌症病因中列了四章，除病毒、化学因素、物理因素外，专门列出了吸烟。

那么吸烟到底应该算是外因还是内因呢？"烟"是化学物质，是体外之物，应该属外因；然而吸烟与否是人的主观意志，所以笔者以为，从根本上说还是内因在起作用，从而认为应该是可以改变的。我国肺癌跃升为癌症死因的首位，吸烟是人为的小范围的空气污染，难辞其咎；而工业化、城镇化、汽车飞机的排放等导致的大范围空气污染，也狼狈为奸，还是人为造成的。为此，仍然是外因通过内因而起作用，这也是笔者强调科学发展、医学发展、社会发展需要有哲学引领的原因。从"阴阳互变"的角度，科学发展可以造福人类，但离开了哲学指引，科学发展也可变成祸害，而这种互变，人类本身起着核心作用。

四、从"阴阳中和"正确处理问题

笔者之所以要在当前强调中华哲学思维的重要，是因为无论社会、自然、医学方面，越来越多问题的出现，无不与哲学思维密切相关。而哲学思维不仅可以帮助我们较为正确地看问题，更主要的是有助更为正确地处理问题，而"阴阳中和"就是其核心。为此本节打算再重复论述"阴阳中和"的来龙去脉、含义及其应用。

1 "阴阳中和"的来龙去脉及其含义

前面说过，《道德经》所说的"多言数穷，不如守中"，这个"守中"是持守虚静之意，即老子的无为之道。笔者体会，过多地干预自然法则，不如顺应自然。"守中"也可体会为儒家的"中庸"，如《论语》说的"礼之用，和为贵"，中华"和"文化源远流长，历久不衰。《道德经》又说"万物负阴而抱阳，冲气以为和"，这里的"和"是指阴阳互变形成和谐状态，笔者体会，达到和谐是阴阳相搏的结果，这好比谈判双方都有各自的利益底线，经过讨价还价，最终达成协议。总之"阴阳守中"可理解为顺应自然、和谐、协调、复衡、和平共处，所以"阴阳守中"是笔者最初选用的名字。

"守中"的含义有"复衡"，然而这个复衡不同于天平两侧重量完全相等。可以是"敌强我弱"，也可以是"我强敌弱"的态势下达到和谐、协调的目的。而要达到"守中"，是阴阳相推的结果，或者如《系辞》所说"刚柔相推，变在其中焉"；或者说如同通过各种谈判，双方讨价还价，最后达成协议。我们对某一问题常说"让我想一想"，或者说"我要推敲一下"，就是权衡"利与弊"，思考如何达到"阴阳守中"的过程。电视剧经常看到，一方说"如果你参与，我们可以三七开，我七你三"；对方说："不行，至少得对半开"；谈判到最后，达成了"四六开"，这就是"刚柔相推，变在其中焉"。但由于事物不停在变，所以"守中"只是相对的、暂时的，随着事物的不断变迁，又将出现新的"失衡"。战争（冷战和热战）就是社会失衡的最高表现。人类的历史就是一部"失衡"与"复衡"不断交替的历史。这也是笔者最终采用"阴阳中和"替代"阴阳守中"的理由，因为"守中"容易被理解为绝对的平衡，而"中和"的"和"字更能体现妥协、协商的变化本质而表达的动态平衡。

笔者年过九十，经历了最近约一个世纪的各种国内外大事。尤其是新中国的成立和富起来，国家发展的轨迹，重现了中华哲学的身影。如1953年周恩来总理在接见印度代表团时首次提出"互相尊重领土主权、互不侵犯、互不干涉内政、平等互惠、和平共处"的五项原则，后来改为"互相尊重主权和领土完整、互不侵犯、互不干涉内政、平等互利、和平共处"；在各种谈判中，坚持"有利、有理、有节"的原则，这些都体现了"阴阳中和"。下页左图是习近平总书记出席2014年5月15日中国国际友好大会暨中国人民对外友好协会成立60周年纪念活动时发表的重要讲话："中华文化崇尚和谐，中国'和'文化源远流长，蕴涵着天人合一的宇宙观、协和万邦的国际观、和而不同的社会观、人心和善的道德观。"下页右图是中国"和"文化的又一论述，2017年12月1日中国共产党与世界政党高层对话会，习近平作了"携手建设更加美好的世界"，其中"人与人"以及"人与自然"关系的论述，提示我国要强起来，同样离不开中华哲学思维。

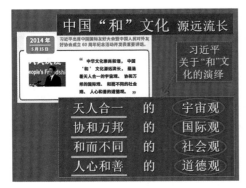

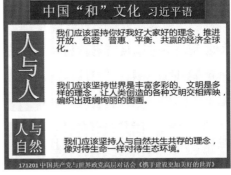

中国"和"文化源远流长　　　　　中国"和"文化的又一论述

笔者也看到陈丽云、宋欣阳主编的《中和思想——和的追求》，书中对"中和"有深刻的描述，认为："中医'中和'思想，在生命的过程中，则表现为生命观-精气神的和谐、人体内部以及人与自然的和谐，失和则为致病的根本原因，治疗的目的在于达到'和谐'。"中和思想贯穿于中医的方方面面，兹不详述。

笔者体会，"阴阳中和"本身就是自然法则，老子说"天之道，损有余而补不足"，一旦人类对大自然干预过度，大自然就会根据"损有余而补不足"的原则进行纠偏。同时，"阴阳中和"也是处理自然和社会问题的大法。习近平"人类命运共同体"的提出，可以理解为处理世界范围内社会问题的大法，笔者体会其核心也是"阴阳中和"，具体包括通过对话，达到共享、共赢、互鉴、绿色低碳等，即"人与人"以及"人与自然"的和谐共处。

2 "多益"与"适度"

"阴阳中和"就是要顺应自然、和谐、协调、复衡、和平共处。我们千万不能忘记老子所说"天之道，损有余而补不足"，少了不好，过多也不好。然而无论是科学发展、经济生活、医学诊治、保健养生等，主流思维仍然是"越多越好"，笔者概括为"多益"思维。

（1）经济生活中的"多益"与"适度"

笔者年轻时，记得买茶叶都是一两（50克）一两的买，一两茶叶只是用一个小纸袋盛放。而现在一包茶叶，一层又一层的包装，变成一个大口袋。更有甚者，一两茶叶分成若干小罐，一罐只泡一杯，使用了不必要的金属、塑料、纸材，浪费了资源，增加了垃圾量，从而也间接增加了"砍伐"和"排放"。塑料发展得"过度"，已成严重的生态危机，网上不时看到，有些鲸鱼之死，不少就是吃进塑料袋导致的。深海鱼体内也测出微塑料，反过来人也在吃塑料。

读者不要误解以为笔者反对发展经济，笔者只是强调发展要"适度"。茶叶的"适度"包装，有助增进喝茶者的感受，有助销售，无可非议；然而"过度"将带来一系列负面问题，尤其是成为一股"风"的时候，相互攀比，越演越烈。人类离不开塑料，由于"过度"，导致危机而需要"禁塑"。笔者早年有不少美食的记忆，如新会甜橙、平湖西瓜等，现在已难找到原先的味道；蔬菜中的苦瓜（凉瓜）也不苦，漂亮的西红柿（番茄）已没有原先的番茄味，似乎都是为增产而进行人为干预的结果。

（2）医学诊疗中的"多益"与"适度"

言归正传，医学诊疗中的"多益"与"适度"也同样成为不可忽视的大问题。

笔者研究癌症，早年为救治病人心切，面对中晚期病人，肿瘤巨大，小剂量化疗不行便用大剂量，甚至超大剂量；还以为再加上中医的"攻"会更好。但事与愿违，肿瘤迅即缩小，但白细胞水平也从几千降到几百，不到几周肿瘤又以更快的速度卷土重来，不仅迅速置病人于死地，而且出现了极少见到的全身广泛转移。抗癌史上曾出现"肿瘤超根治术""强化化疗"等，都是昙花一现，其根本原因就是"多益""过度"。后来看了《黄帝内经》，两千多年前便有论述："大积大聚，其可犯也，衰其大半而止，过者死。"其中"大积大聚"包含了现代的癌症，认为治疗达到"衰其大半"就应及时停止，如果治疗过头将导致病人死亡。为什么会导致病人死亡？《黄帝内经》说"无使过之，伤其正也"，治疗"过度"，就会损害机体，一旦导致机体不可逆的损害，病人将无恢复的希望。

笔者耄耋之年大查房，每遇结直肠癌术后发生肝脏转移的病人，笔者都要问病人，肠癌术后曾否用化疗，几乎每位病人都说，术后6个疗程的化疗都做完了，但半年至一年左右便发现肝转移。笔者说，至少这些病人术后6个月化疗无效甚至有害。跟随查房的有些医生说，术后6个疗程化疗是符合诊疗规范的，诊疗规范是有循证医学证据的。2018年笔者看到著名的《柳叶刀—肿瘤学》（*Lancet Oncol*）杂志的一篇文章说："高危结直肠癌病人用含奥铂（化疗）的辅助治疗，3 个月与 6 个月比较，疗效不差，毒性较小，生活质量较好。"这篇文章至少说明化疗不是"越多越好"。顺便说一下，这篇文章的出现，提示该作者首先有了"质疑"诊疗规范的前提，才有新思路，才去实践，才得出新的结果。所以笔者 2018 年以宋代老子雕像为背景的贺年片题词便是"质疑促超越，背景是人文"（前文第 88 页上图）。《柳叶刀-肿瘤学》（*Lancet Oncol*）这本杂志还有一篇文章说："早期乳腺癌，术前用新辅助化疗，与没有用新辅助化疗者相比，保乳手术后局部复发反而增多。"这就有点像"画蛇添足"，弄巧成拙。

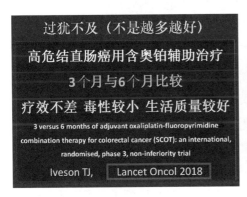
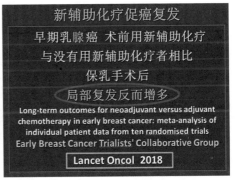

肠癌术后化疗不是越多越好　　　　乳腺癌新辅助化疗促复发

其实笔者研究提示，所有"消灭"肿瘤的疗法，包括化疗，都是一分为二的，既有消灭肿瘤的一面，也有促进肿瘤的另一面，关键就是"适度"，而如何才是"适度"，需要反复实践。这里又要强调，笔者并不反对使用化疗，而是对化疗以及一切"消灭"肿瘤疗法，脑子里都要有"一分为二"的看法，既要看到正面，也要看其反面。

对付细菌性疾病，抗生素的发明具有历史性功绩。然而它也同样离不开"阴阳中和"这个原理，当前问题仍然是"多益"思维占优势。笔者所以常引一些报刊文章，是因为报刊文章老百姓容易看到，而且也是百姓关注的问题。2017 年 7 月 28 日《参考消息》一篇文章（下页图）引起笔者的共鸣。这篇文章《疗程过长或引发细菌耐药性》，是美国《大众科学》网站的报道，文章说："当症状消退时还继续服用抗生素，反而更有可能让细菌产生耐药性，因为你服用抗生素的时间越长，接触抗生素的细菌（比如你肠道里的细菌）就越多。"

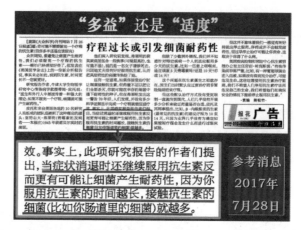

抗生素也是"过犹不及"

　　文章之所以引起笔者的共鸣，是因为前面也曾说过的，笔者耄耋之年的老伴多次患肺炎，用抗生素控制后，医者说需追加一疗程以防复发，结果出院后两个月又因严重丹毒再住院。抗生素控制丹毒后，医者又说需再追加一疗程抗生素，结果出院3个月后肺炎又复发。肺炎控制后医者又说需再追加一疗程抗生素，此时病人已虚弱到连讲话都没有力气，冷天仍是大汗淋漓，这次笔者不再同意追加而出院。回家只服了几帖"生脉饮"（人参、麦冬、五味子）扶正中药，几周后病人便能到室外走动，大半年没有再复发。这里又要引《黄帝内经》的"大毒治病，十去其六；常毒治病，十去其七"，抗生素不算"大毒"，可算"常毒"，不要用足。为什么不能"十去其十"，是因为"无使过之，伤其正也"，就是说过用损害机体，包括干扰肠道菌群，从而降低免疫功能。无独有偶，这个意思竟和《大众科学》网站文章《您可能不需要服完一个疗程的抗生素》不约而同。还是笔者的老伴，她离世前又因吸入性肺炎住到医院，其中半年在重症监护室度过，前面文章中的"疗程过长或引发细菌耐药性"终于发生了。一天笔者在家接到区卫生部门来电称："您家中病人有超级细菌，需要隔离。"笔者回答说："病人早已在医院的重症监护室。"原来用尽了各种抗生素，最后不得不用替加环素，终于出现多重耐药的鲍曼不动杆菌，这就是要求隔离的原因。

　　医学诊疗中"多益"的现象比比皆是。经常有一些病人拿了一大堆化验单来找笔者看癌症，笔者详细翻阅，发现绝大多数化验都和癌症无关。笔者曾遇到一位印尼病人，肝癌已不能手术，看了几个医院，笔者问他现在吃什么药，他把背包倒出来，竟有 15 种之多，而且有些还是相互矛盾的。一位耄耋之年的病人，怀疑小肝癌但不能确诊，跑了几个城市，看了几所医院，做尽各种影像医学检查，最后还要做 PET-CT，结果做完不久，便因过多检查导致肺炎离世。偶然看到曾在中医医院看过病的病人，其化验项目之多，比西医医院有过之而无不及。笔者的一位保姆说，她女儿咳嗽不愈，在农村不断吊头孢菌素，仍不见好；结果来沪，查无大病，吃了几帖中药就好了。

（3）保健养生中的"多益"与"适度"

前文提过，笔者在《消灭与改造并举——院士抗癌新视点》一书中曾有一个标题"游泳和买菜能否作为处方"，那是因为观察到一些癌症术后病人坚持游泳者生存期长。为此笔者的一位博士研究生专门研究了游泳对癌症的影响，在实验中发现患了人肝癌的裸鼠：不游泳的活 60 天，适度游泳的活 70 天，过度游泳的活 50 天。原来适度游泳的裸鼠血中多巴胺（一种神经递质）升高，而过度游泳者则下降。多巴胺有抑癌作用，也可提高免疫功能。这篇文章的特点是强调"适度"，在"多益"思维占主流的情况下，应该是一个新发现。然而国际上一些著名杂志审稿后都认为游泳应该是"越多越好"，投了几本杂志都因此退稿。一年半后，2015 年终于被《癌基因》（*Oncogene*）接受发表。新冠肺炎全球流行，2020 年 3 月 24 日《参考消息》有一篇文章《疫情期间适度运动效果佳》，转载自美国《国家利益》网站，文章说："在 1997 年禽流感暴发期间，轻微到中等度运动（每周 3 次），降低死亡风险；完全不运动或过度运动（每周运动超过 5 天），死亡风险更大。""不要运动过度，那会增加感染风险，如跑马拉松，跑后感染风险从 2.2% 增加到 13%。"

总之，保健养生中，"多益"思维也比比皆是，如保健品越多越好，运动越多越好，最后都一一被否定。这些都再一次提示，"阴阳中和"在保健养生中值得关注。笔者以为还要强调的是："适度"因人、因时、因地而异，没有绝对的界限。例如游泳，笔者 60 岁时每天游 800 米，80 岁后改为隔天游 500 米；会游

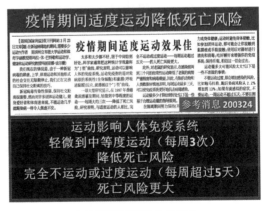

疫情期间适度运动效果佳

泳者 1 000 米不多，不会游泳者 100 米也太多；所谓"适度"还要看水温，笔者早年冬泳咳嗽不断，资深冬泳者说，最冷的天游 50 米就够了。

3 "阴阳中和"依靠实践检验

"阴阳中和"本身就是自然法则，又是处理自然和社会问题的大法。大自然如何维护"阴阳中和"，恐怕永远也弄不清。所以老子说"道可道，非常道"，"道"（自然法则）是说不清的，说得清的就不是"道"。工业化过度，大自然就通过气候异常来"纠偏"；疫病是不是大自然对人类过度干预大自然，包括过度伤害其他生物的一种"纠偏"，笔者不得而知。然而，既然大自然在地球上安排了五彩缤纷的生物和非生物谱，人类过度改变这种状态，自然会受到报复。笔者所以在此强调中华哲学思维的重要，就是要关注人类活动要"适度"，而不能"过度"。至于如何才是"适度"，一是以哲学思维加以判断，二是靠实践来检验。

（1）通过中华哲学思维实现"阴阳中和"

从哲学思维角度，首先要理解"阴阳互变"，即事物是在永不停息地变，变总是对立双方的互变，而变的时机是"物极必反"。现在人类活动，无论是社会方面还是自然科学方面，都受到政治和经济的"绑架"，而常常变得"身不由己"。科学研究受政治绑架，变成军事实力的追求，你追我赶，恶性循环，难以停息。商品受经济利益绑架，也成国力强弱的基础，同样形成恶性循环。上面所说，茶叶销售，受经济利益绑架，没完没了的包装，浪费了资源，包括塑料的过度生产，加重了塑料垃圾引发的生态危机。

从哲学思维角度，同时还要理解"阴阳互存"，以及"阴阳复阴阳"，就是要全面看问题，不能只看"阴"不看"阳"；要一分为二看问题，《黄帝内经》说"阴中有阳，阳中有阴"，不仅要看事物的正面，还要看事物的反面。在人类这个大家庭中，只有逐步形成了哲学思维的"共识"，才可能逐步做到"阴阳中和"。笔者体会，习近平总书记的一些论述，就是在不断宣传中华哲学思维，如"人类命运共同体"（人与人和谐共处）、"金山银山，不如绿水青山"（人与自然和谐共处），以求逐步形成一些共识。

（2）通过实践，验证"阴阳中和"

毛泽东在《实践论》中说："真理的标准只能是社会实践。"又说："理性认识依赖于感性认识，感性认识有待于发展到理性认识。"上面说"通过哲学思维实现'阴阳中和'"，是理性认识，它有赖感性认识，所以需要通过实践去验证，然后进一步发展到更高的理性认识。《实践论》又说："任何过程，不论是属于自然界的和属于社会的，由于内部的矛盾和斗争，都是向前推移向前发展的，人们的认识运动也应跟着推移和发展。"为此，"客观现实世界的变化运动永远没有完结，人们在实践中对于真理的认识也就永远没有完结。"这样说来，事物是发展的，实践验证也是无限的。

从医学角度，如何通过实践验证来证明是否做到"阴阳中和"？邓小平有句名言"发展是硬道理"，笔者以为，对疾病治疗而言"复衡是硬道理"，所谓"复衡"，就包括病邪与机体恢复和谐状态。从癌症临床而言，"消灭"肿瘤疗法（手术、放疗、化疗、局部消融、分子靶向治疗），仍然是主流，因为只有消灭敌人才能有效保存自己。然而消灭"过度"，又适得其反。历史已通过实践证明，不少"过度消灭"的疗法，如"超根治术""强化化疗"已被淘汰。然而笔者以为，当前仍然存在"过度"的问题，或者说存在"片面性"的问题。例如重"消灭"，轻"改造"；重"攻邪"，轻"扶正"。前面曾多次应用《黄帝内经》的"大积大聚，其可犯也，衰其大半而止，过者死"，就是指癌症病人"消灭"过度常导致病人死亡。然而临床上遇到的事例仍屡见不鲜。笔者的一位战友，患恶性淋巴瘤，正打算去看他，却听说已过世，据说是化疗过度的结果。前文 105 页说过"肠癌术后辅助化疗，3 个月的不比 6 个月的差，疗效相当，毒性较小，生活质量较好"，就是看到 6 个月疗程可能"过度"，通过实践，证明 3 个月就够了。前文第 107 页说"疫情期间适度运动效果佳"，就是通过实践的总结，发现适度运动降低死亡率，而过度运动反增加死亡率，所以运动也需要"阴阳中和"。

（3）实践验证既要依靠白箱，也不能无视黑箱

通过实践，验证"阴阳中和"，还存在一个实践是否承认黑箱结果的问题。例如针对新冠肺炎流行，我国采取了中西医结合的方针，但难以对中医作出准确评价，因为中医和西医是建立在不同哲学背景基础上。西医和中医的话语不同，如癌症，西医强调"无瘤生存"，中医则只要人活着，有一定生活质量，就算有效，也可包括"带瘤生存"。为此，以西医的评价标准来衡量，很难认可中医治癌的有效性。用西医的相对静态的"循证医学"来衡量，也难以认可中医的相对动态的"辨证论治"，因为处方根据病情变化而不断变

更。同样，对付细菌性／病毒性疾病，西医也常需要看细菌／病毒是否被清除；中医则看病是否好了，而不关注细菌／病毒是否被消灭。

再深一层，中医是"从实践到理论"模式，即通过实践证明有效，从黑箱入手，先解决病人问题；等有条件时再弄清机制（白箱）。现代医学是"从理论到实践"模式，即先弄清机制（白箱），再进行实践。如分子靶向治疗，就是先弄清相关的基因，针对基因制备药物，进行临床试验有效后再用于临床，这就是所谓的"白箱"。

黑箱模式是保存系统（机体）的完整性，虽难以掌握，但使用时更简单直接。而"白箱"需要将系统进行分解（变成器官、细胞、分子）去研究，虽准确精细，但难以辨别系统间的互相影响。以抗疫为例，如果只允许"白箱"，则首先要鉴定病原（病毒），然后制备检测试剂（核酸检测），研制抗新冠病毒药物和疫苗。目前疫苗已问世并获批紧急使用。西医能够用的主要是对症治疗（给氧、危重病人生命支持等）。中医却能够立即根据辨证论治（黑箱）进行治疗。中医在对付瘟疫方面已有千百年的经验，强调的整体观念、阴平阳秘、扶正祛邪等已有特色。对新冠肺炎，中医认为属"寒湿疫"，据此进行治疗。但"寒湿疫"在现代医学的话语中是什么，一时还说不清，所以说是"黑箱"。有报道：中西医结合治疗组在核酸的转阴时间比西医治疗组缩短；发热、咳嗽、乏力、咽干、食欲减退等十个症状比西医治疗组明显改善；平均住院时间短于西医治疗组，这些也都应该是客观事实，是"黑箱"治疗的结果。

从我国抗疫的初步成效来看，2020 年 6 月 7 日发布的《抗击新冠肺炎疫情的中国行动》白皮书指出：我国用一个多月的时间初步遏制了疫情蔓延势头，用两个月左右时间将本土每日新增病例控制在个位数以内，用三个月左右的时间取得了抗疫的阶段性胜利。那么这些成果是如何获得的呢？2020 年 6 月《柳叶刀》（Lancet）刊载了我国高福院士和冯子健教授文章，文章指出：

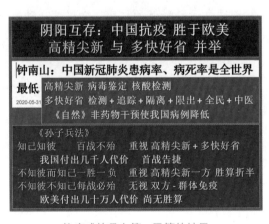

抗疫成效是白箱＋黑箱的结果

"如果没有实施发现隔离病例、追踪密切接触者、限制局部地区人员流动等围堵措施，中国 COVID-19 病人数将增加 67 倍。"2020 年 5 月 30 日钟南山院士说："中国新冠肺炎患病率、病死率是全世界最低的。"之所以"最低"，笔者以为，是"高精尖新与多快好省并举"的结果，或者说是"精准与模糊并举"的结果。如前页图所示，如果没有病毒鉴定和核酸检测（精准、白箱），就难以做到隔离和追踪；如果不实施隔离、追踪和限制外出（不是特异针对病毒，属模糊、黑箱）就难以控制疫情。所以两者是相辅相成的，这也是我国抗疫与欧美等国家不同之处。为此，实践验证既要依靠白箱，也不能无视黑箱的结果。这也是中华哲学中"阴阳互存"，不能只看"阴"，不看"阳"。

五、中华哲学思维对医学发展的意义

　　这一节的目的，是探索当前我国医学在"洋为中用"的基础上，如果加上"中国思维"，能否成为创建中国新医学的一条途径。笔者 2019 年贺年片的题词便是"洋为中用加中国思维，超越的关键"。所谓"中国思维"，笔者以为就是中华文明的精髓，而中华哲学是其核心。诚然笔者只是一名肿瘤外科医生，对哲学没有深刻的认识，只是从笔者有限的认识加以论述。笔者对中华哲学思维的认识可概括为前面曾多次重复的："易""道""阴阳""矛盾"是中华哲学的根基，认为存在着一个"自然法则"，即"道"；"道"即永不停息的"变"；"变"总是对立双方的互变；"阴阳中和"既是自然法则，又是处理自然和社会问题的大法；由于"变"是永恒的，"阴阳中和"也只能是动态、相对的。换言之，要顺应自然，要全面看问题，

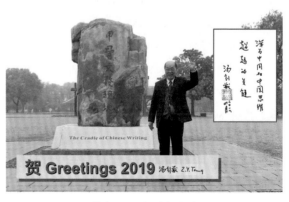

笔者 2019 年的贺年片

中华哲学思维对医学的意义

- 有助医学发展 顺应人与自然和谐

- 有助医学为人类实现

  尽终其天年 度百岁乃去

- 有助医学研究 开阔新思路

- 有助医学研究 预测新动向

中华哲学思维对医学发展的意义

要一分为二看问题，要动态看问题，恢复失衡、达到和谐和协调，是处理自然和社会问题的重要原则，而反复实践才能检验其正确与否。

现代医学的迅猛发展，就好比棋盘上有了车马炮，而要取胜，还得要有好的棋手，而棋手的本领就是棋艺，棋艺就是高超的思维。从这个认识角度出发去研究医学的发展，笔者以为将有如下几方面的意义。

（1）有助医学发展，顺应人与自然和谐相处

从新冠肺炎全球流行疫情来看，"人与自然和谐相处"已逐渐成为共识。大自然在当今的地球安排了五彩缤纷的生物与非生物谱，包括小至细菌、病毒等各种生物，人类便是其一。各种生物都有其生存权，人要生存，细菌、病毒也要生存。各种生物间的关系理应是相互依存和相互制约的。然而大自然又给予人类以智慧，人类通过智慧和努力，取得更为优越的生存权当也无可厚非。然而如果人类纵欲无度，对大自然干预过度，也必将引起大自然的报复和纠偏。工业化引起气候变化导致的危机便是明显例证。其实医学也不例外，抗生素的滥用导致超级细菌的出现便是一例。应当一分为二地看问题，工业化给人类带来幸福，但过度又引来灾难；抗生素为人类控制传染病立了功劳，但过度应用又适得其反。"阴阳中和"就带有"适度"的含义；这"适度"，如《系辞》说"刚柔相推，变在其中焉"，只能在不断的实践探索中才能取得。为此，科学发展，包括医学发展需要有哲学的指引，相信上述中华哲学思维，将有助于医学发展顺应人与自然和谐相处。

（2）有益医学助力人类实现"尽终其天年，度百岁乃去"

千百年来人类祈求健康长寿，然而无论古今中外、帝王将相，寻求长生不老之术从未成功。因为"出生入死"是自然法则，这就包括"生老病死"是生物与非生物的必然过程，只是周期不同而已。人的寿命和两千多年前《黄帝内经》所预期的"尽终其天年，度百岁乃去"应不相上下。为此医学的目的：是助人类"尽终其天年，度百岁乃去"；是对不正常"折寿"的干预；而不是无限制的"延寿"。因为这是大自然的安排，自有其道理。试想，如果

人都老而不死，天下也要大乱。

在"生老病死"中，如果没有"老"和"病"，人就不会死，所以"老"和"病"是自然法则。为此医学的任务主要是"延老"和"减病"；"延老"就是延缓衰老，以达到天年，而不是通过基因编辑达到长生不老。对疾病也只是"减少（预防）"和"减轻（治疗）"疾病，而不是"消灭"疾病。笔者以为这也是"道法自然"的真谛，即顺应自然。

（3）有助医学研究开阔新思路

当今医学重"局部"，重"微观"，重"精准"，重"对抗"，重"侵入"，重"消灭"，重"高精尖新"，等等。逐步把医学变成修理机器，并可达到精细入微，成为"药械"医学，而离开"人文"越来越远。如同前面说过的，诺贝尔奖获得者伊·普里戈金说："当代西方文明中得到最高发展的技巧之一就是'拆零'。即把问题分解成尽可能小的一些部分……以致我们竟时常忘记把这些细部重新装到一起。"实际上就是重"局部"与"微观"，而忽视"整体"和"宏观"。然而我们如果学习一点中华哲学，从"阴阳互存"的角度，不能只看"阴"，不看"阳"，就可以看到我们忽略了另外一个对立面，那就是"整体""宏观""模糊""非对抗""非侵入""改造""多快好省"，等等。从全面看问题的角度，这就是当今医学值得扩展的一些新领域，也是我们常说的"要两条腿走路"；如果从"阴阳复阴阳"的角度，还可扩展出更多的领域供我们思考和研究，从而恢复"阴阳中和"。

（4）有助医学研究预测新动向

过去《易经》常被误认为只用于占卜，而其英文译名是 *Book of changes*，所以《易经》是一本研究"变"的书。其实百姓每天都在用，前面多次说过，《三国演义》说的"合久必分，分久必合"，就是"分"与"合"的互变。"变"是永恒的，不停顿的；"变"有变的规律，就是对立面的互变；"变"有变的时机，就是"物极必反"；"变"有变的原因，就是"外因通过内因而起作用"。就

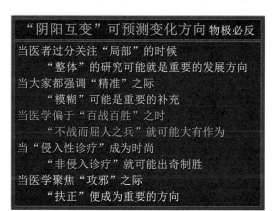

"阴阳互变"有助预测发展方向

以当今"精准医学"而言，必然会在某一个时机变为重视"模糊医学"，显然这个时机尚未来临，因为"精准医学"正处于上升势头。然而不少事例已提示"精准"与"模糊"不能或缺，前面说过 2020 年我国抗疫首战告捷，不是完全靠"精准"（抗病毒药和疫苗），而是"精准"（病毒鉴定、核酸检测）和"模糊"（戴口罩、隔离、限制外出、全民参与、中医介入等）并举的结果。从中华哲学"阴阳互变"角度，掌握"盛极必衰"的时机，就可能预测新的发展方向，再一次恢复"阴阳中和"。

我们必须看到，当前科学发展也好，医学发展也好，常常受到社会因素的绑架。例如科学发展一旦受政治绑架，将成为战争的工具；医学发展一旦受资本绑架，将出现过度诊疗，等等，从而违背了中华哲学思维的原则，使人类遭难。

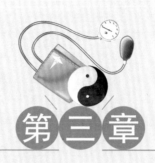

第三章

循中华哲学思维，再论创中国新医学

在前两章中，笔者试图探究中华哲学思维在医学实践中的应用。而本章希望在《西学中，创中国新医学——西医院士的中西医结合观》的基础上，从更高的哲学层面，对创建中国新医学的困扰、指导思想和可能路径等问题进行探讨。

《孙子兵法》开篇便说："兵者，国之大事，死生之地，存亡之道，不可不察也。"医学关系人的"生老病死"，关系民族盛衰，关系"中国梦"的实现，为此是"国之大事"，也不可等闲视之。建立在中华哲学思维基础上的传统医学，已有几千年历史，而建立在西方哲学体系与自然科学发展基础上的现代医学，也有几百年历史。从"阴阳互存"的角度，不能只看"阴"，不看"阳"。为此如何处理好传统医学与现代医学的关系，是我国无法回避的问题；进一步从中华民族能否在医学上对世界作出贡献而言，也是必须思考的问题。

当然要探讨医学就离不开科学，而科学也离不开哲学，当然哲学也就离不开人类文明的历史，所以这给笔者出了一个难题。如前所说，作为医生，笔者对哲学并不专长，虽然最近几年研读了一些中国哲学的图书，但对西方哲学以及人类文明史则是一知半解。所以这一章关于西方文明与哲学的内容是在儿子的襄助下完成，作为学习心得的一家之言，供大家参考。

一、关于"科学"含义的探讨

创中国新医学将涉及中医西医如何结合，还涉及中华哲学与西方哲学差别的探源。现在普遍认为西医是科学，而中医是不是科学还在争论不休，但如果中医不是科学，中西医结合就无从谈起。为此不得不对"科学"的含义做些讨论。

1 "科学"的产生

文明因人类的聚集而产生，哲学乃在文明基础上由探索自然到探索人的内心而产生。世界四大古文明（两河文明、尼罗河文明、印度河文明与黄河文明）中的两河文明与尼罗河文明，间接产生了西方文明的先祖，即希腊文明及其后的基督教文明。而希腊文明、印度河文明与黄河文明，产生了世界三大哲学体系：希腊哲学、印度哲学及中华哲学。这里只对中华哲学与希腊哲学所延伸的西方哲学作简单的探讨。

中华哲学是由华夏文明（同人种、同地域）原生出来的内陆文明哲学。华夏先人为了生存而面对亘古混沌的自然，逐渐总结出一套自然界的运动体系，谓之"易"；后"道家"（老子）主张以"无为"态度顺应自然的变化；以及"儒家"（孔子）主张"和为贵"的态度以"不变"应万变。为此，中华哲学逐渐演变成以社会人本为出发点，以解决问题为目标，重视感性和整体的实践哲学。

希腊文明是后起的，是继承了先前文明成果而再生出的新型海洋文明，其哲学是在成熟的奴隶制社会、进步的商业及生产条件下产生的，为此，希腊哲学家无须担忧人的生存而去研究人与自然的关系。希腊哲学考虑的是思维的本质及自然存在的规律，并最终定义了一个神性物质来解释这种规律的原始推动，成为西方哲学唯心主义的起源。后来基督教哲学接棒希腊哲学，用"上帝"替代了这个神性物质。希腊哲学和基督教经院哲学影响欧洲近两千年，其间并没有单独的"科学"概念。经院哲学中的数学、天文学及物理学，不过是神学研究的工具。直到十三世纪亚里士多德思想被引入经院哲学后，自然哲学才从神学中分离出来，但科学并未因此发展起来。而此时欧洲的技术却不断发展，如航海、机械、炼金等不被正统哲学认可的技艺，不断改变着人类生活并对正统哲学提出挑战。在其后十三世纪末开始的文艺复兴中，人的自我觉醒和地理大发现，引发了对人和自然的探索热情。而到了十六世纪，改变欧洲历史的宗教改革在精神上解放了欧洲人。新教思想打破了传统罗马教会在思想和行为上对人的禁锢，它使真理无须由权威来肯定，让每个人都可以有自己的上帝，人们可以更无禁忌地去探索自我与自然。此时，从神学分离出来的自然哲学，开始了培根的经验论（或经验主义）与笛卡尔的唯理论（或理性主义）的辩论，并导致了十七、十八世纪哲学的辩证唯心化与科学的机械唯物化的分离。至此，从自然哲学中出现了一条独立于传统哲学之外的西方"科学"之路。

"科学"可认为是基于希腊文明、产生于希腊哲学及基督教经院哲学基础上的西方哲学的一个分支。西方科学继承了古希腊哲学中的元素论及质料说、经院哲学中二元论里的机械论以及后来的经验论，以纯客观唯物的视角来研究自然，希望用实验手段找到并证明自然万物的永恒规律。基于罗素的"一切确切的知识属于科学，而一切超出确切知识之外的教条属于神学"的论述，科学家们把假设的、未知的、不能证明的东西归于上帝，例如牛顿沿用亚里士多德的第一推动力而称"上帝"是第一推动力。由希腊哲学传承下来的严谨推理精神，加上由经院哲学传承下来的坚持信仰精神，是西方科学永恒不衰的动力。

2 对"科学"含义的不同叙述

尽管经过十七、十八世纪西方哲学界对"科学"界定的完善，以及十九世纪后西方科学井喷式的发展，对于"科学"的含义，如今仍有五花八门的叙述。如百度百科认为："科学是一个建立在可检验的解释和对客观事物的形式、组织等进行预测的有序的知识系统，是已系统化和公式化了的知识。"如果把自然界分为可验证的和不可验证的，而且验证的结果必须是公式化的，则"科学"将排斥那些未知的、未能验证的、未能被解释的所有自然规律，自然也否定了中医的科学性。但这个科学定义能否涵盖基本未知，有限验证的"黑洞"和"暗物质"呢？

《自然辩证法百科全书》（中国大百科全书出版社，1995）认为："科学是反映客观世界（自然界、社会和思维）的本质联系及其运动规律的知识体系。"从这个更高层面对"科学"的描述来看，中医学就属于"科学"，因为中医学是通过千百年临床实践证明有效，并上升为理论（如《黄帝内经》）的一门学问。毛泽东说"真理的标准只能是社会的实践"；从治病角度，笔者以为"复衡是硬道理"，临床有效就是科学，即使一时还未能解析清楚。如果再引用《大英百科全书》网站对"科学"的描述："任何有关物质世界及其现象的知识体系，其必须包括公正的观察和系统的实（试）验。一般来说，科学就是追求'基本规律的普遍真相或运行'的知识。"这个定义并没有限制研究的对象及形式，也没有限定知识必须是公式化、系统化的。这里提到"公正的观察"，笔者以为，如果没有偏见，中医的疗效应该是得到公正观察的；而反复的临床实践，理应相当于"系统的实（试）验"；中医在诊断和治疗上，也已形成一系列规范（望闻问切基础上的诊断和辨证论治），只是所用语言不是西医的语言，而是中医的语言，可以说相当于"基本规律"。

3 广义和狭义的科学观

当前对中医是否科学的争议，主要看是否符合现代西方医学的科学体系和标准（如循证医学），如果不符合便认为不是科学。但西方医学的体系和标准是否涵盖了科学定义的全部，或者它只是科学定义的一部分？笔者以为核心是对"科学"含义的认识，从上面举例来看，可以看出有狭义科学观和广义科学观的区别。用狭义科学观来衡量，中医似乎是不科学的；但从广义的科学观来看，则中医就是科学。新冠肺炎开始流行时，在西医针对病毒的药物和疫苗一时还跟不上的时候，采用中医治疗的疗效是肯定的，只是它不如西医的"公式化"而需要辨证论治，因人而异。我们不能说只有能杀灭病毒的治疗是"科学"，而通过调控机体增强抗病能力的就不是"科学"。

广义科学观和狭义科学观的区别有其哲学思维的背景。狭义科学观与局部的、静止的哲学思维相联系；而广义科学观则建立在整体的、动态的哲学思维基础上。核心问题是中医与西医是建立在不同哲学基础上，中医的背景就是前面所说的以"易""道""阴阳"或"矛盾"为根基的中华哲学，内容就是前面所说的"不变、恒变和互变"，而方法就是从实践中来到实践中去。为此，中医关注动态的整体观，重"实效"。而西医是西方哲学观的产物，关注静态的局部观，重"机制"；重实（试）验，强调实（试）验结果的归纳。这也是笔者认为两者有互补的空间，而不是完全对立的，是中西医可能结合的哲学基础。

4 关于"黑箱"与"白箱"

讨论广义和狭义的科学观，也将涉及对"黑箱"与"白箱"的认识。所谓"黑箱"，是仅通过输入和输出的观察，对一个开放系统的抽象描述，主要关心这个系统的外部表现而不注重其内部结构。20世纪起，黑箱方法伴随着系统理论的发展，已广泛应用于各类科学实践中；并发展出黑箱模型、黑箱测试等理论。而"白箱"仍没有一个广义的定义，这里仅用其作为"黑箱"的一个参照物。从认识自然法则的角度,"黑箱"是人类对一个自然现象,从对其输入输出的观察而猜测出自然现象的内在规律及逻辑;"白箱"则是人类对以上猜测,通过重复实(试)验验证的结果,是人类对自然法则的理解过程。

如前所述,广义科学观当包括"黑箱"及"白箱",且两者是相辅相成的,也可看作"实践和理论",或"原因与结果";而狭义科学观则偏重"白箱"。从中华哲学角度看,自然法则是绝对的,而人对自然的理解是相对的。人对自然的理解是从"黑箱"开始,然后逐步确定出"白箱"。然而这个"白箱"也非绝对的,它仍需回到"黑箱"去验证,而"黑箱"自身也需发展以适应自然法则的变化,以此循环永无止境。

中医理论的建立就是一个"黑箱"认知实践的过程。通过观察人与外部环境的交互反应并加以试验,逐步总结出人作为"黑箱"的运行规律及逻辑,即中医理论,是"意象思维"的结果。这个理论包括多个黑箱系统,如五行系统、经络系统等;描述了各个系统对自然界的输入所产生的正常反应及偏离(非正常)反应,并给出了调节反应的手段。简单说,所谓中医"黑箱"方法,就是通过对病人(系统)的外部分析,如"望、闻、问、切",以获取病症(内部信息)如"虚证还是实证"等,再应用中医理论(黑箱模型)进行治疗(所谓"辨证论治"),并不断重复这个过程来调整治疗手段,以提高疗效。然而中医延续至今,很少进一步研究这一黑箱模型的细节,以便弄清人的内部功能结构及其机制。换言之,是坚守着最初的黑箱模型,而没有通过检验来继续发展黑箱模型并用实(试)验证明出更多与时俱进的"白箱"来破解"黑箱"的秘密。直到现代医学引入后,特别是二十世纪五六十年代提倡的中西医结合,才开始有所研究,如沈自尹发现,中医"肾阳虚"有下丘脑-垂体-肾上腺皮质轴不同环节、不同程度的功能紊乱。应该说,这就是打开了中医"肾阳虚"这个黑箱,发现现代医学语境中的机制,即所谓"白箱"。再如王振义、陈竺等根据传统医学,用砷剂(三氧化二砷)治疗一种类型的白血病有效,然后证实"分化诱导"(改邪归正)是主要机制,同样是从"黑箱"到"白箱"的过程。但这条路仍需长期探索,正因中医理论的黑箱特性,使其推广的标准性和应用的精准性面临挑战。

其实西医最早(如希波克拉底)也是采取黑箱模型,如四体液说。自1543 年维萨里(Vesalius)发表《人体结构》起,医学进入器官水平,人体"黑箱"进入到器官"白箱";1858 年魏尔啸(Virchow)《细胞病理学》问世，医学进入细胞水平，器官"黑箱"进入到细胞"白箱"；1953 年沃森（Watson）和克里克（Crick）发现 DNA 双螺旋结构，医学进入分子水平，细胞"黑箱"进入到分子"白箱"。但西医通过技术手段，从初始的"黑箱"发展出众多小"白箱"，并由此提高其疗效时，却忽视发展原本的"黑箱"，而过度依赖用众多小"白箱"来替代"黑箱"。西医越分越细，把人体分为很多小"白箱"系统，如循环、呼吸、消化系统等，而缺乏一个完整的生命"黑箱"系统来统领众多小"白箱"，而使小"白箱"间缺乏系统的联系。再者，过去"黑箱"分析往往只能用有限的输入输出数据，使小"黑箱"证"白"容易，而大"黑箱"证"白"难。笔者以为，西医越来越依赖小模型、单一对象、特征数据指标等来获取验证结果，而忽视建立宏观生命模型，这将是西医发展需要跨越的瓶颈。例如最新的针对 PD-1、CTLA4 靶点的免疫治疗，被认为是免疫治疗的"重大突破"，然而实践结果只对 20% 左右的癌症远期有效，且需要好的全身免疫状态才能生效；更有甚者，有 7%～29% 出现"超级促癌"反作用。提示最早验证的小"白箱"，并没有将不同癌症的异质性和病人免疫状态等因素包括进去。

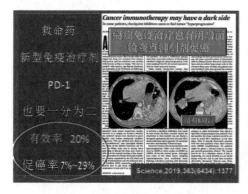 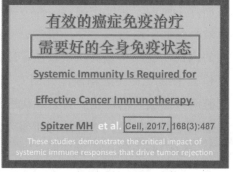

名噪一时的"白箱"也有缺陷　　　　　　药物作用离不开全身状态

中医主要是"从实践到理论"的模式，即通过实践证明有效，从"黑箱"入手，先解决病人问题；等有条件时再弄清机制（"白箱"）。而现代医学则主要是"从理论到实践"的模式，即先弄清机制（"白箱"），再进行实践。如分子靶向治疗，就是先弄清相关的基因，再针对这个基因制备药物，然后进行临床试验，有效再用于临床。这就是所谓的"白箱"。黑箱模式的特点是保存系统（机体）的完整性，虽难以掌握，但在正确使用时更简单直接。而"白箱"需要将系统进行分解（变成器官、细胞、分子）去研究，虽准确精细，但难以辨别系统间的互相影响。以新冠病毒疫情为例，如果只允许"白箱"，则首先要鉴定病原（病毒），然后制备检测试剂（核酸检测），研制抗新冠病毒药物和疫苗。至少从我国抗疫来看，从武汉限制外出到解除时，特异药物和疫苗仍未

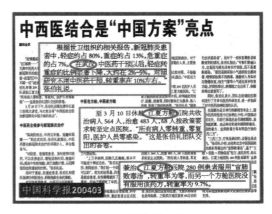

中西医结合新冠抗疫

问世，西医能够用的主要是对症治疗（给氧、危重病人生命支持等），而中医能够立即根据辨证论治（"黑箱"）进行中西医结合治疗。中医在对付瘟疫方面已有千百年的经验，其强调的整体观念、阴平阳秘、扶正祛邪等已有特色。

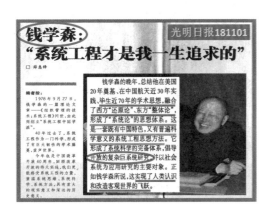

钱学森的"系统论"思想

2020 年 2 月 14 日，中国工程院院士、中国中医科学院院长黄璐琦指出，由于政府倡导中西医结合治疗，中西医结合治疗在核酸转阴时间上比西医组显著缩短；发热、咳嗽、乏力、咽干、食欲减退等 10 个症状比西医组明显改善；平均住院时间显著短于西医组。

"黑箱"模式与"白箱"模式，是人类认识自然不可或缺的两个过程，是自然世界这个系统的不同表达，是相辅相成的。笔者以为，钱学森"开放的复杂巨系统研究"是值得关注的，因为他融合了西方"还原论"和东方"整体论"而形成的"系统论"思想体系。总之，从对"黑箱"和"白箱"认识的角度，以"黑箱"为主的中医，应当属于广义科学观的"科学"。

5 科学研究的"指导思想"与"话语体系"

是否承认中医是"科学"，关系到中国新医学体系的创建，又涉及两个问

题需要讨论，即科学研究的指导思想以及科学研究的话语体系。

两百多年来，在西方文明的引领下，西方科学思想与话语主导了世界发展的进程。前面已对西方科学产生的背景和基础进行了粗略阐述，其指导思想归纳起来可以是"认识自然、改造自然、征服自然"；而话语体系则是"可被实验证实又不可被实验证伪的就是真理"。这既是西方科学的长处亦是短处，而其短处可能正让西方科学面临越来越多的风险。

在当今变革的大时代下，如何吸取教训、总结经验、反思过去、展望未来、走一条中国特色的科学之路，是中国科学家们应思考的。笔者以为，其关键的就是从中华文明中汲取养分，发现并修正现代西方科学指导思想及话语体系中的短处，使科学能够更好地为人类及自然文明的发展服务。这也正是中华哲学思维作为开启中国新医学之门的钥匙的关键所在。如前所述，中华哲学思维与西方哲学思维有着根本的不同，从而使我们在学习西方的同时，有着西方人所没有的独特东方视角。正是中华哲学的东方思维，可被用来改造西方科学中的短处，成为开启中国新医学之门的钥匙。

我们假设用中华哲学的"三变"思维改造后，科学的新指导思想是"认识自然、适度改造自然、顺应自然"；其新话语体系是："在'黑箱'才是真理的基础上，用证实证伪的方法来探索'白箱'，'黑箱'永远存在而'白箱'不能被用于'黑箱'的证伪。"在这一新的指导思想下，科学探索就可以避免盲目和无度；而在新的话语体系下，各种科学思想观念可以在近距离交锋、碰撞、融合，使科学方法更宽容，更多样，更有活力。

6 笔者对"科学"含义的认识

从中华哲学思维角度，笔者以为：科学是人类探索和认识自然法则，并通过对自然和社会失衡的纠偏实践，使人类获得某种生存优势的一门学问。换言之，科学包含两个方面：一是人类探索和认识自然法则，并经过一个阶段验证的发现（如生命，宇宙）。所谓"一个阶段验证"，是因为"变"是永不停息的，如物理学从牛顿的万有引力到爱因斯坦的相对论再到霍金的"黑洞"！二是对社会失衡（冷战、热战）和自然失衡（如疾病、水灾）的纠偏实践（疾病防治、兴修水利），使人类获得生存优势的一门学问。为此，凡实践证明纠偏有效（如临床有疗效、如都江堰水利设施一直在发挥作用）的都应属于科学。

从"道"的角度看，人类对自然法则的认识永远只能是部分的、相对的，"黑箱"总是比"白箱"（所谓搞清机制）多，而且即使"白箱"也是相对的。"黑洞"和"暗物质"无疑是科学上的重大发现，然而如果遇到好问的小孩，恐怕大人也会被问得哑口无言，毕竟人类对其仍知之甚少，基本上仍然是个"黑箱"，而且永远也无法洞悉其全部奥秘，然而"黑洞"研究却获得了2020年诺贝尔物理学奖。既然科学承认了"黑洞"和"暗物质"，那么为什么已成体系且证明有效的"中医学"不是科学呢？

笔者认为哲学观是人类对自然法则探索的根本动力源泉，而科学是实现哲学观的手段。与哲学割裂的"科学"是否是"真正"的科学，值得商榷。中华哲学思维孕育了中国传统医学，又有千百年实践验证，其本身就是科学。不承认这一点，中西医结合就无从谈起，更妄推中国新医学了。

笔者注意到，1961年《辞海》的"科学"定义是："关于自然界、社会和思维发展规律的各种知识体系。它在人们的社会实践活动的基础上产生和发展……科学的任务是透过现象揭示事物的本质和客观规律，并以这些知识来指导人们实践活动。"而2020年《辞海》则改为："运用范畴、定理、定律等思维形式反映现实世界各种现象的本质和规律的知识体系……科学来源于社会实践，服务于社会实践。"笔者以为，前者更多地反映中华哲学思维，它包括承认自然、尊重自然和顺应自然的法则，当属广义的科学观；而后者则将"科学"限制在"运用范畴、定理、定律等思维形式"，似乎偏于狭义的科学观。

从科学的产生来看，"科学"这个词是有着西方哲学基因的。自科学传入中国至今，中国人一直以学习的态度来看待科学，而忽视了它的哲学渊源。笔者认为，如何把"科学"概念中国化，如何用中华哲学来完善"科学"概念是一个值得探讨的课题。

如果我们认同在广义的科学观范畴内可以同时有中医科学和西医科学，那笔者以为，从创中国新医学的角度，以中国的哲学观来统领中国医学的发展，才有可能实现中西医结合；如果放弃中医科学，放弃中华哲学，而用狭义的科学观将中医思维排除在外，或以之约束中医思维的发展，则中国的医学只能跟着西方医学这一条路走。

7 中华哲学的"三变"思维，可成促中国原创科学发展的动力

由于几百年的落后，当前我国正处于"追赶"西方科技的态势。如果从诺贝尔奖来看，确实我国迄今也只有两项获奖。然而我国的科技也不是一无是处，例如"四大发明"，中医中药，两千多年世界上唯一仍在用的都江堰水利工程，沉船打捞不断发现我国的丝绸和陶瓷等运往西方，等等，确给人类带来好处。不管怎样，这些当年的"科技"成果也应属全球的佼佼者，而为何后来明显落后于西方呢？笔者曾不断和儿子讨论，到底是什么因素或背景，促使西方科技的迅猛发展；又有什么因素和背景，让我国科技发展逊于西方。在后面的段落中将有更多的阐释，这里先就哲学内涵上进行一点讨论。

（1）值得借鉴的西方科学发展模式

前几年笔者看到江晓原教授著的《科学外史》及《科学外史Ⅱ》，其中很多篇都引人入胜，后来笔者发现其秘密是"质疑先导"，对常人认为无可争议的内容进行"质疑"，然后找出资料和证据，最后提出不同于"常识"的新见解。

其实西方科技发展有着"质疑-新设想-发现-实验验证-创新成果"的模式。笔者曾到一些国家讲学，印象很深的是在美国讲学，一些美国的年轻学者竟会提出一些完全不同的意见，这在国内很少遇到。由前所述，西方科学是继承了经院哲学的基本思维方式，并在西方社会大发现、大改革及在西方哲学大辩论、大分裂的背景下产生的。笛卡尔用怀疑来寻求一个无可置疑的依据的方法，开创了西方哲学"质疑"的先河，而培根提出了实验科学的实证性概念，把知识和方法作为哲学研究的对象，为西方哲学开启了"科学"的大门，他认为科学是使人类认识、支配并利用自然且为人类谋福利的哲学观念，也体现在诺贝尔奖这一西方科学话语的集中体现之中。如前所述，西方科学发展的指导思想就是"认识自然、改造自然、征服自然"；话语体系就是"可被实验证实又不可被实验证伪的就是真理"。在这一指导思想和话语体系中，质疑和创新是西方科学发展的两大法宝，这一模式很大部分是值得借鉴的。

然而"征服自然"，常导致人类过度干预自然，新冠肺炎全球流行，追根溯源，人类过度干预自然难辞其咎。而实证性的概念，实质上是只承认"白箱"是科学，而"黑箱"不是科学。这正是西方在"科学"方面的不足之处，从而使一些行之有效、经过历史考验但机制尚未明了的成果被排除在外，中医药便是其一。

质疑和创新既是推动西方科学飞速发展的动力，也是给西方科学发展带来危险的根源：当创新成果未被质疑证伪的情况下，这成果即被视为真理而不受任何约束。

（2）中华哲学的"三变"思维有助推动原创科技更符合"自然法则"的发展

针对上面所述西方科学的缺陷，中华哲学思维是最好的补充。

笔者以为，正是由于我们有着西方没有的哲学思维——中华哲学的"三变"思维，使我国有可能走出一条不完全等同于西方科学发展的道路。如前所述，在中华哲学思维体系中，科学的新指导思想应该是"认识自然、适度改造自然、顺应自然"；其新话语体系是："在黑箱才是真理的基础上，用证实证伪的方法来探索白箱，黑箱永远存在而白箱不能被用于黑箱的证伪。"

我们要在中华哲学的"三变"思维下借鉴和发展西方的质疑和创新机制。按中华哲学思维而言，正反两方必然同时存在于同一事物中，这样"质疑"就不应简单是客观被动的怀疑，而应是主观主动的"证反"。如创新者无法证明结果中"反"的一面的时候，可能恰恰说明其"正"的一面将有转变为反的可能。有时甚至证"反"比证"正"更重要。同时，一时所证明的正反关系并不代表下一时还是正确的。这就给创新者提出了更高的要求，就是任何时候都要一分为二地、动态地看问题。

从"阴阳互存"的角度，就是既要重视"阴"，但也不能忽视"阳"的存在。中华哲学的包容性就体现在我们既重视西方科技发展的成果，但也不遗漏常被西方忽视的另一方面。例如医学在向"微观"深入（精准医学）的同时，我们如果同时在"宏观"方面探索，将更可能出现新的原创成果。这就是笔者提倡"洋为中用（学习西方）+ 中国思维（中华哲学思维）"的缘由。

从"阴阳恒变"的角度，人类对"自然法则"的探索永无止境。《实践论》说"客观现实世界的变化运动永远没有完结，人们在实践中对于真理的认识也就永远没有完结"，我们既要关注西方的科学发展，也必须开拓新的领域。

从"阴阳互变"的角度，其中"物极必反"是自然法则，科学在一个方面发展至顶峰之际，往往就是新的方向启动之时。正如前面伊·普里戈金所说："当代西方文明中得到最高发展的技巧之一就是拆零，即把问题分解成尽可能小的一些部分。"在医学上，当"精准医学"发展到一定程度，必然会发现"宏观医学"不可或缺。借助中华哲学思维，就有可能预测这种时机的到来而早占先机。

从"阴阳中和"的角度，我们将始终注意不使科技发展过度干预"自然法则"，这就是上面所说科技发展只能是"适度改造自然，顺应自然"。

为此，作为我国的科学工作者，增强文化自信，弘扬中华哲学思维，必将有力推动我国科学的原创发展！

二、当前医学的发展趋势与问题

知彼知己，百战不殆。从创建中国新医学的角度，首先要看中西医是否各有长短，是否有互补的可能。笔者在《西学中，创中国新医学》一书中已用一章专门论述"现代医学——业绩毋庸置疑"，为此这本册子只打算简单列述其主要进展。笔者是肿瘤外科医生，只打算结合临床讲点个人看法。

1 现代医学的主要进展

现代医学的进展琳琅满目，笔者不打算从现代医学的定义、由来与背景来展开，因为争议太多。只是从医 66 年的感性和理性认识出发，讲点个人看法。现代医学之所以能成为世界医学的主流，笔者以为十三世纪末欧洲的文艺复兴到十八世纪开始的工业革命是重要背景。1543 年比利时的维萨里（Vesalius）发表《人体结构》是医学从整体进入局部的一个重要转折点；1858 年德国病理学家魏尔啸（Virchow）《细胞病理学》的问世，使医学由器官水平进入细胞水平；1953 年沃森（Watson）和克里克（Crick）发现遗传物质 DNA 的双螺旋结构,使医学进入分子水平。这是现代医学由宏观向微观发展的三个里程碑。医学分科的迅速细化和交叉,以及科学技术的突飞猛进,是现代医学快速发展的基础。而对危害人类的重大传染病防控所取得的进展,是使现代医学登上主位的支柱。现代医学的进展,笔者权以 1901—2020 年诺贝尔生理学或医学奖(下面首列内为获奖年份)为基础的框架简单列述,详见下表。

1901 — 2020 年诺贝尔生理学或医学奖获奖成果

时间	获　奖　成　果
1901 年	对血清疗法的研究,特别是在治疗白喉应用上的贡献,由此开辟了医学领域研究的新途径,也因此使得医生手中有了对抗疾病和死亡的有力武器
1902 年	在疟疾研究上的工作,由此显示了疟原虫如何进入生物体,也因此为成功地研究这一疾病以及寻找对抗这一疾病的方法奠定了基础
1903 年	在用集中的光辐射治疗疾病,特别是寻常狼疮方面的贡献,由此开辟了医学研究的新途径
1904 年	在消化的生理学研究上的工作,这一主题的重要方面的知识由此被转化和扩增
1905 年	对结核病的相关研究和发现
1906 年	在神经系统结构研究上的工作
1907 年	对原生动物在致病中的作用研究
1908 年	在免疫性研究上的工作
1909 年	对甲状腺的生理学、病理学以及外科学上的研究
1910 年	通过对包括细胞核物质在内的蛋白质的研究,为了解细胞化学做出的贡献
1911 年	在眼睛屈光学研究上的工作
1912 年	在血管结构以及血管和器官移植研究上的工作
1913 年	在过敏反应研究上的工作
1914 年	在前庭器官的生理学与病理学研究上的工作
1919 年	免疫性方面的发现
1920 年	发现毛细血管运动的调节机制
1922 年	在肌肉产生热量上的发现,发现肌肉中氧的消耗和乳酸代谢之间的固定关系
1923 年	发现胰岛素
1924 年	发明心电图装置

（续表）

时间	获 奖 成 果
1926 年	发现鼠癌
1927 年	发现在治疗麻痹性痴呆过程中疟疾接种疗法的治疗价值
1928 年	在斑疹伤寒研究上的工作
1929 年	发现抗神经炎的维生素，发现刺激生长的维生素
1930 年	发现人类的血型
1931 年	发现呼吸酶的性质和作用方式
1932 年	发现神经元的相关功能
1933 年	发现遗传中染色体所起的作用
1934 年	发现贫血的肝脏治疗法
1935 年	发现胚胎发育中的组织者（胚胎发育中起中心作用的胚胎区域）效应
1936 年	神经冲动化学传递的相关发现
1937 年	与生物燃烧过程有关的发现，特别是关于维生素 C 和延胡索酸的催化作用
1938 年	发现窦和主动脉机制在呼吸调节中所起的作用
1939 年	发现百浪多息（一种磺胺类药物）的抗菌效果
1943 年	发现维生素 K 及其化学性质
1944 年	发现单神经纤维的高度分化功能
1945 年	发现青霉素及其对各种传染病的疗效
1946 年	发现用 X 线辐射的方法能够产生突变
1947 年	发现糖原的催化转化原因，发现垂体前叶激素在糖代谢中的作用
1948 年	发现 DDT 是一种高效杀死多类节肢动物的接触性毒药
1949 年	发现间脑的功能性组织对内脏活动的调节功能，发现前脑叶白质切除术对特定重症精神病患者的治疗效果
1950 年	发现肾上腺皮质激素及其结构和生物效应
1951 年	黄热病及其治疗方法上的发现
1952 年	发现链霉素，第一个有效对抗结核病的抗生素
1953 年	发现柠檬酸循环机制，发现辅酶 A 及其对中间代谢的重要性
1954 年	发现脊髓灰质炎病毒在各种组织培养基中的生长能力
1955 年	发现氧化酶的性质和作用方式

（续表）

时间	获 奖 成 果
1956 年	心脏导管术及其在循环系统的病理变化方面的发现
1957 年	发现抑制某些机体物质作用的合成化合物,特别是对血管系统和骨骼肌的作用
1958 年	发现基因能调节生物体内的化学反应,发现细菌遗传物质的基因重组和组织
1959 年	发现核糖核酸和脱氧核糖核酸的生物合成机制
1960 年	发现获得性免疫耐受
1961 年	发现耳蜗内刺激的物理机制
1962 年	发现核酸的分子结构及其对生物中信息传递的重要性
1963 年	发现在神经细胞膜的外围和中心部位与神经兴奋和抑制有关的离子机制
1964 年	发现胆固醇和脂肪酸的代谢机制和调控作用
1965 年	在酶和病毒合成的遗传控制中的发现
1966 年	发现诱导肿瘤的病毒,发现前列腺癌的激素疗法
1967 年	发现眼睛的初级生理及化学视觉过程
1968 年	破解遗传密码并阐释其在蛋白质合成中的作用
1969 年	发现病毒的复制机制和遗传结构
1970 年	发现神经末梢中的体液性传递物质及其贮存、释放和抑制机制
1971 年	发现激素的作用机制
1972 年	发现抗体的化学结构
1973 年	发现个体与社会性行为模式的组织和引发
1974 年	细胞的结构和功能组织方面的发现
1975 年	发现肿瘤病毒和细胞的遗传物质之间的相互作用
1976 年	发现传染病产生和传播的新机制
1977 年	发现大脑分泌的肽类激素,开发出肽类激素的放射免疫分析法
1978 年	发现限制性内切酶及其在分子遗传学方面的应用
1979 年	开发计算机辅助的断层扫描技术
1980 年	发现调节免疫反应的细胞表面受体的遗传结构
1981 年	发现大脑半球的功能性分工,发现视觉系统的信息加工
1982 年	发现前列腺素及其相关的生物活性物质

（续表）

时间	获 奖 成 果
1983 年	发现可移动的遗传因子
1984 年	关于免疫系统的发育和控制特异性的理论，以及发现单克隆抗体产生的原理
1985 年	在胆固醇代谢的调控方面的发现
1986 年	发现生长因子
1987 年	发现抗体多样性产生的遗传学原理
1988 年	发现药物治疗的重要原理
1989 年	发现逆转录病毒致癌基因的细胞来源
1990 年	发明应用于人类疾病治疗的器官和细胞移植术
1991 年	发现细胞中单离子通道的功能
1992 年	发现可逆的蛋白质磷酸化作用是一种生物调节机制
1993 年	发现断裂基因
1994 年	发现 G 蛋白及其在细胞中的信号转导作用
1995 年	发现早期胚胎发育中的遗传调控机制
1996 年	发现细胞介导的免疫防御特性
1997 年	发现朊病毒——传染的一种新的生物学原理
1998 年	发现在心血管系统中起信号分子作用的一氧化氮
1999 年	发现蛋白质具有内在信号以控制其在细胞内的传递和定位
2000 年	发现神经系统中的信号传导
2001 年	发现细胞周期的关键调节因子
2002 年	发现器官发育和细胞程序性死亡的遗传调控机制
2003 年	在磁共振成像方面的发现
2004 年	发现嗅觉受体和嗅觉系统的组织方式
2005 年	发现幽门螺杆菌及其在胃炎和胃溃疡中所起的作用
2006 年	发现 RNA 干扰——双链 RNA 引发的沉默现象
2007 年	在利用胚胎干细胞引入特异性基因修饰的原理上的发现
2008 年	发现导致子宫颈癌的人乳头状瘤病毒（HPV），发现人类免疫缺陷病毒（即艾滋病病毒，HIV）
2009 年	发现端粒和端粒酶如何保护染色体

（续表）

时间	获奖成果
2010 年	在试管受精技术方面的发展
2011 年	发现先天免疫机制激活,发现树突细胞和其在获得性免疫中的作用
2012 年	发现成熟细胞可被重写成多功能细胞,细胞核重编程技术
2013 年	发现细胞囊泡运输与调节机制
2014 年	发现构成大脑定位系统的细胞
2015 年	发现治疗丝虫寄生虫新疗法,发现治疗疟疾的新疗法
2016 年	发现细胞自噬的机制
2017 年	发现控制昼夜节律的分子机制
2018 年	发现负性免疫调节治疗癌症的疗法方面的贡献
2019 年	发现细胞如何感知和适应氧的供应
2020 年	发现丙型肝炎病毒

（1）体现在对人体的认识

发现脱氧核糖核酸（DNA）双螺旋结构（1962）开启了分子生物学、系统生物学和人类基因组计划,出现了"精准医学";加上干细胞（2007）等的研究进展,反映对人体的认识进入分子水平和重要领域（如干细胞）,由此丰富了对疾病诊治的模式,成为当前现代医学的一个重要特征。

对人体认识的深入,体现在方方面面,无力求全。发现血型（1930）使输血成为可能。涉及整体调控的几个系统,均有所覆盖。其中,神经系统研究取得特别快速进展（1906,1932,1936,1944,1949,1963,1970,1981,2000,2014,2017）;免疫相关研究（1908,1919,1960,1972,1987,2011,2018）日益受到重视,成为诸多疾病的因果;甲状腺研究（1909）,胰岛素的发现（1923）,肾上腺皮质激素研究（1950）,内分泌对癌的干扰（1966）,激素作用（1971）,前列腺素研究（1982）,等等,开启了内分泌调控的领域;垂体激素与糖代谢（1947）,三羧酸循环（1953）等研究,提示代谢研究的兴起;遗传相关研究（1933,1958,1959,1962,1968,1995,2002,2006）变成热门;维生素研究（1929,1937,1943）涉及养生和疾病;端粒和端粒酶研究（2009）涉及衰老和癌症;试管婴儿研究（2010）有助应对不孕不育;

人不可须臾缺氧，2019 年颁给"发现细胞如何感知和适应氧的应用"，其潜在应用范围广阔，包括从跑步生理到癌症缺氧引起血管生成等。

（2）体现在疾病的防控方面

血清疗法（1901），病原微生物如细菌（1905）、病毒（1969，1976）以及抗菌药物的发现如磺胺类药物（1939）、青霉素（1945）、链霉素（1952）等，使一些传染病得到控制。14 世纪欧洲"黑死病"（鼠疫）倾城人死亡不再出现（然而只是可控，没有被完全消灭），后来的霍乱、伤寒、白喉（1901）、破伤风（1901）、疟疾（1902，1907，2015）、斑疹伤寒（1928）等也得到研究或控制。

疫苗的发展使另外一些疾病得到预防，如天花、肺结核、黄热病（1951）、脊髓灰质炎（1954）、麻疹等。乙型肝炎疫苗防乙型肝炎效果显著，如我国人群乙肝病毒表面抗原流行率，1992 年为 9.75%，2014 年降至 5%～6%；因乙肝疫苗接种已成国策，5 岁以下儿童流行病更从 1992 年的 9.67% 降至 2019 年的 0.2%，从而将减少乙肝相关的肝癌的发病率。人乳头瘤病毒（2008）疫苗有助预防宫颈癌，是癌症预防的一个突破口。

流行病学调查追根溯源，打下疾病防控的基础；流行病学等研究还提示人的生活方式，如吸烟、饮食、运动等在疾病防控中的作用。

（3）体现在疾病的诊治方面

麻醉和无菌术使外科手术成为疾病治疗的重要手段，微创手术成为外科的新发展方向。移植免疫研究（1980）、器官移植（1912）、细胞移植术（1990）、肾移植与骨髓移植（1990）等，使一些难治病获得治疗。

X 线的发现，开启了放射治疗和影像医学新局面。加上电子计算机的应用，出现了电子计算机断层扫描（CT，1979）、正电子发射断层显像（PET）以及 PET-CT、超声显像、磁共振成像（MRI，2003）等，小至黄豆大的癌瘤已难藏身。

从 1863 年魏尔啸（Virchow）提出癌的细胞起源以来，癌症研究（1966）、肿瘤病毒研究（1975）、发现表皮生长因子（1986），使受体成为癌症治疗靶点，提高了肺癌等癌症的疗效；原癌基因的发现（1989），幽门螺杆菌与胃炎的发现（2005），丰富了胃癌的病因；核糖核酸（RNA）干扰的发现（2006），人乳头瘤病毒引发宫颈癌（2008），导致癌症预防的突破；新型免疫治疗剂（针对 CTLA4、PD-1）重启癌症免疫治疗热（2018）。20 世纪 40 年

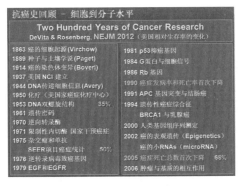

癌症综合研究提高了生存率

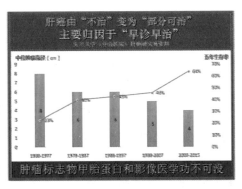

早诊早治大幅提高疗效

代化疗药物和90年代分子靶向药物相继成为癌症治疗药物,癌症的综合研究导致生存率的提高,美国癌症5年相对生存率由1953年的35%提高到2005年的68%。笔者亲历,肿瘤标志物监测和影像医学进步,实现癌症的早诊早治而大幅提高了疗效。

发明心电图装置(1924),发现心导管术(1956),胆固醇的发现和研究(1964,1985),发现β受体阻断剂治疗原理(1988),一氧化氮的研究(1998)等,开启了心血管疾病的有效诊疗。介入治疗等局部治疗成为疾病治疗的新领域。

诺贝尔生理学或医学奖覆盖了医学的诸多方面:抗原过敏(1913)和抗过敏(1957)研究,运动医学相关的肌肉氧耗与乳酸代谢(1922)和肌肉收缩原理(1937),精神病学研究(1927),X线辐射病研究(1946),朊蛋白与疯牛病(1997),内耳前庭(1914)和耳蜗(1961)研究,眼睛屈光(1911)、视网膜(1967)和视觉系统(1981)研究,气味受体与嗅觉(2004),等等。

(4)体现在疾病防治的"后勤"方面

电子计算机的应用导致诊疗仪器的革命性改变,出现了超声显像、电子计算机断层扫描(CT)、磁共振成像(MRI)、正电子发射断层显像(PET)以及PET-CT等。光纤应用使诊疗能够无孔不入。机器人手术已成为可能。放射免疫(1977)、DNA限制性内切酶(1978)、单克隆抗体(1984)等生物技术为疾病的预测、诊断与治疗提供崭新手段。互联网、大数据等为医学信息交流、远程医疗、医学教育、医学决策等增添新手段。

(5)体现在医学模式的转变

医学模式,有人分为古代经验医学和机械医学模式、近代实验医学和生物医学模式和现代生物-心理-社会医学模式。也有人认为医学发展曾经历：神灵主义医学模式，自然哲学医学模式，机械论医学模式，生物医学模式，生物-心理-社会医学模式，4P（个体化、可预测、可预防、可参与）医学模式，5P（4P+精准医学？）医学模式，以及整合医学模式等。不同历史时期的医学模式大体上反映了医学发展的趋势，从医学模式的演变，也提示人们注意到宏观方面的整合。

2 现代医学快速发展的背景

笔者以为，现代医学快速发展的背景，一是医学的视野从器官和细胞水平进入分子水平，从而由"局部"深入到"微观"这个空白领域；二是医学分科的细化和综合交融形成新的学科，从而在不同领域得以深入；三是现代科技井喷式发展，从而得以对人体"机器"的观察和修理达到"精细入微"程度。四是现代医学快速发展也必有其哲学思维背景。

（1）医学视野由整体向局部、由宏观向微观深入，进入一个又一个新的处女地

人类的文明史，就是一个不断由"已知"向"未知"探索推进的历史。而前提是敢不敢不断去开辟新领域。当SCI论文成为追求的目标时，学者常以能够在高影响因子杂志发表论文为荣，然而这是很难的事。因为大家都在"已知之较多"的领域打转，众多学者都在相同的领域研究，要冒尖很难。然而新冠肺炎流行，我国学者便不断在诸如《新英格兰医学杂志》《自然》《科学》《柳叶刀》等顶尖杂志发表论文，因为新冠肺炎是一个大量未知的处女地，我国最早流行，获得了大量过去未知的实践结果。笔者在20世纪60年代进入肝癌临床之初，肝癌五年生存率不过3%，即使能手术切除的，也只有10%左右。然而早诊早治一旦突破，生存率便大幅提高，同样手术切除，五年生存率提高一倍以上，达到50%左右。近年由于影像医学等的进步，笔者研究所手术肝癌病人的五年生存率又上升到64%（上页右图），但这时要进一步大幅提高就不如早些年那么容易。

（2）医学分科的细化和综合交融形成新学科，从而在不同领域得以深入

现代医学之所以快速发展，还有一个背景是分科的细化，甚至一个病便成为一个分科。人的精力总是有限的，而分科细化后，研究领域变得越来越

狭窄,从而得以深入。笔者常对博士生说,知识面要广,但从事的研究要集中。现在的时病常常是"求大求全",如果面面俱到,将难以深入,难有创新。加上医学分科间的交融、医学与自然科学间的交融,又形成了新的学科,从而又出现了更加新的"处女地"。如同一张白纸,可以写出不同的文字,画出各种各样的图画。

（3）科技井喷式发展,实现对人体"机器"的观察和修理达到"精细入微"程度

笔者1949年考入上海第一医学院（即后来的上海医科大学、复旦大学上海医学院）,记得学解剖学时,齐登科教授制备的人体各截面的标本,给笔者留下深刻印象。因为做尸体解剖,很难形成各个组织器官间横切面的相互关系,而横切面的标本,显示了外科手术所需要的局部解剖知识。现在有了磁共振成像,有了电子计算机断层扫描,就可瞬间出现各种横切面、纵切面甚至斜切面的解剖图像。当前科技井喷式发展,除电子计算机外,互联网、人工智能、大数据等,都极大地影响现代医学的发展,从而得以对人体"机器"的观察和修理达到"精细入微"程度。

（4）现代科学（含医学）快速发展可能的哲学背景

前文"1.'科学'的产生"（本书第117～119页）中可以看到,西方科学的产生有其必然性。因为科学是从基督教经院哲学中分离出来的,自然继承了经院哲学的许多基本思维方式,如从一元论信仰中寻求解释,使探索自然有了来自信仰的热情;又如心灵与物质分离的二元论下的质疑精神,使探索自然没有禁忌和边界;再如从质料到形式（古希腊哲学家亚里士多德的哲学说:质料-形式说）交替上升的世界认识,使探索自然可以用分解的方法进行,等等。这些继承给其后的科学发展打下了基础。

文艺复兴中和宗教改革后个人意志的展现以及自然机械论的提出,使大批僧侣科学家们涌现出来。由哥白尼、布鲁诺直至伽利略建立起来的"日心说",深深地撼动了教会的权威地位;培根把知识和方法作为哲学研究的对象,提出了实验科学的实证性、工具性和实用性的概念,提出科学是使人类认识、支配并利用自然且为人类谋福利的哲学观念,开启了西方科学的春天。而正是在这个时期西方哲学认可了实证经验论的地位,使以前不被正统认可的作为技艺的技术得以更广泛地融合到科学实验中。

这样由哲学精神带动的科学理论推动了技术工具的发展,而技术工具的

发展又推动了科学理论的提高，两者相辅相成，西方科学技术得以飞速发展，并在 18 世纪引发了第一次工业革命。在医学发展中，在以肉眼观察为主的解剖学诞生之后，由脏器到细胞再由细胞到分子的发展，更是由实验工具和检测技术的发明及更新而取得的。

3 现代医学仍面临的问题及思考

中华哲学认为：存在着一个"自然法则"，即"道"；"道"即永不停息的"变"；"变"总是对立双方的互变；"阴阳中和"既是自然法则，又是处理自然和社会问题的大法；由于"变"是永恒的，复衡也只能是动态的复衡。换言之，要顺应自然，要全面看问题，要一分为二看问题，要动态看问题，恢复失衡是处理自然和社会问题的重要原则，而反复实践才能检验正确与否。本节打算从中华哲学的视角，试论现代医学面临的问题。

（1）现代医学聚焦具体医学问题多，关注顺应自然大局少

从顺应自然的角度，"生老病死"是自然法则，没有"老"和"病"，人就不会死亡。人类无法从根本上阻挡"老"和"病"，只能干预"老"和"病"的过度失衡。而过度失衡又涉及"人与自然"和谐共处的大局，不顺应这个大局，"老"和"病"的过度失衡也难以解决。新冠肺炎流行，抗疫工作主要是新冠病毒的鉴定、监测、早诊、隔离以及药物和疫苗研制等，对疫病流行的源头虽有所思考，但具体确定很难。根据 2020 年 2 月 3 日《参考消息》的报道（下页左图），美国 2005 年应对流感大流行的国家战略有三：① 准备和沟通，包括人员、药物、交通等准备。② 监督和检测，以便早发现。③ 响应和遏制，即限制进出疫区。近年其他抗疫也多采取类似模式。这些固然重要，但"人与自然"的根本问题更需思考，如人类对大自然（包括野生动物、过度砍伐等）是否敬畏。2020 年 3 月 2 日《光明日报》所示（下页右图）："人类利用和改造自然，必须尊重自然规律，否则就会受到自然规律的惩罚。"科技进步对环境造成的负面影响，以及人的生活方式等"人与自然"关系问题不解决，疾病只会越治越多，疫病也会变本加厉。其根源如前文（本书第 43 页下图）所示：人口猛增，森林砍伐，工业化、都市化带来气候变暖和空气、水、食品污染，以及自然灾害、贫富不均、战争不断等。中华哲学思维最主要的就是"道法自然"，要顺应自然，要遵循自然法则，"金

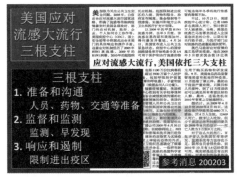
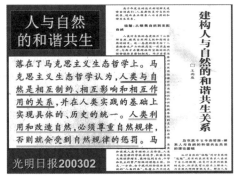

应对疫病的策略　　　　　　　　人与自然的和谐共生

山银山，不如绿水青山"体现了中华哲学的精髓。

（2）"阴阳互存"所提到的问题正是现代医学需关注的问题

当今医学重"硬件"，重"局部"，重"微观"，重"精准"，重"对抗"，重"侵入"，重"消灭"，重"高精尖新"，等等，使医学在修理人体机器方面，可达到精细入微。医学也逐步成为"药械"医学，而离"人文"医学越来越远。更不要说《黄帝内经》所要求的："夫道者，上知天文，下知地理，中知人事，可以长久。"如同前面说过的，诺贝尔奖获得者伊·普里戈金说："当代西方文明中得到最高发展的技巧之一就是'拆零'。即把问题分解成尽可能小的一些部分……以致我们竟时常忘记把这些细部重新装到一起。"实际上就是重"局部"与"微观"，而忽视"整体"和"宏观"。然而我们如果学习一点中华哲学，从"阴阳互存"的角度，不能只看"阴"，不看"阳"，就可以看到我们忽略了另外一个对立面，那就是"软件""整体""宏观""模糊""非对抗""非侵入""改造""多快好省"，等等。从全面看问题的角度，这就是当今医学值得扩展或重视的一些领域；如果从"阴阳复阴阳"的角度，还可扩展出更多的领域供我们思考和研究。

诚然，从整个现代医学而言，上述值得扩展的一些领域，其实也都有所覆盖或研究。然而由于分科越来越细，从每一个特定的小分科而言，其知识面也主要限于其分科，而难以将其他学科的进展加以汇总应用。作为给病人治病的医生，本身知识面是局限的，而病人是一个整体，这就是问题所在。换言之，每一个小分科，由于专注其所从事的专科，而且越搞越细，没有精力顾及其对立面。这也是为什么近年全科医学受到重视的原因。现在信息爆炸，医者不可能面面俱到，然而就其所从事的专业，兼顾一下所忽视的对立面，这就是笔者提醒学一点中华哲学的缘由。

（3）从"阴阳互变"看现代医学的短板

前面多次说过，事物总是不停顿地在变，永不停息；而且变总是向其对立面变；变的时机是"物极必反""盛极必衰""分久必合"等。前文所说，全科医学受到重视，就是"分久必合"的体现。大家看到分科越分越细的弊病，所以感到一个医生需要更全面地认识医学，而不只是熟悉其所从事的分科。从"盛极必衰"的角度，即使每个小分科，随着不断进入"微观"而达到高峰之际，必将迎来对"宏观"的重视，这就是"阴阳互变"，是不以人的意志为转移的自然法则。亦即前面诺贝尔奖获得者伊·普里戈金说的"拆零"，到达高潮后，必将注意到如何把这些细部重新装到一起，也就是从"局部"回归到"整体"。读者不要误解，以为笔者不重视"局部"，相反，笔者只是强调，在"局部"深入的同时，不要忘记"整体"。

同样，当"精准"发展到一定程度，必将发现"模糊"不可或缺；如当前已经发现，针对少数基因的分子靶向治疗是不够的，需要多种靶向治疗的合并应用，而癌症相关基因至少数百计，而且在不断变动，所以最终将变成"模糊"。在"侵入性诊疗"达到登峰造极之际，"非侵入性诊疗"将受到重视，这也是来自病人的需求；《孙子兵法》中"不战而屈人之兵，善之善者也"也将是医学追求的一个长远方向。在"高精尖新"越来越多之际，医疗费用不堪重负也将认识到"多快好省"不可或缺；正如前文显示（本书第 83 页上图）《自然》的一篇文章所说："对付癌症最好的武器不是魔弹。有效的解决方案将不是尖端药物，好的健康和社会政策将比复杂的药物能挽救更多生命。"

因此，学一点中华哲学，将有助预测医学未来的发展方向，这也就是当我们全身心关注医学"硬件"（药、械、技术）之际，必然会发现"软件"与之相辅相成，缺一不可。

西方医学发展至今，其分科越来越细，研究手段越来越精，技术化程度越来越高，但因此也越来越脱离了人这个有着社会性的生命体，所以又开始借用其他科学领域如心理学、人文学、社会学等，来帮助解决人与"人之外"的问题。而中医考虑的是虽然人作为独立整体有着持续的内部循环，但人作为自然界整体的一部分又有着持续的外部循环，而调节这两种循环之间的关系就是中医治病的基础。因此，西医分割式的思维及发展方式虽与中医整体思维相左,但对人的最终理解却似乎有着殊途同归的迹象。

（4）从"阴阳中和"看现代医学可参考的方向

"阴阳中和"既是自然法则,也是处理自然和社会问题的大法。现代医学发展至今,可用的药械越来越多,然而这并不一定等于医疗效果越来越好。正如下棋,棋子多不一定意味着必赢（除非兵力过于悬殊）,因为胜败决定于棋手,棋手靠棋艺,棋艺就是思维。当年孙武帮助只有3万兵力的吴国,战胜了有20万兵力的楚国,靠的就是"兵法"。对医学而言,就是哲学思维。简言之,"疗效"取决于"药械"+"哲学思维"。下面举一个例子来说。

20世纪50年代,笔者进入外科临床不久,一位患急性阑尾炎的妇女,简单的阑尾切除手术后竟因感染而死亡,原来病人曾长期服用肾上腺皮质激素。尽管1950年诺贝尔生理学或医学奖颁给发现肾上腺皮质激素的科学家,但从那时起,笔者对肾上腺皮质激素便留下不好的印象。1960年代进入癌症临床后,经常使用一些免疫治疗剂,如卡介苗接种到"足三里穴"的皮内,如病人免疫功能较好,便可出现溃疡。而一旦做放射治疗,溃疡便迅速收口;服用强的松（肾上腺皮质激素）也有同样结果。那时印象中抑制免疫功能最强的就是放疗和肾上腺皮质激素。所以对激素的应用便"慎之又慎",经常是反对应用。然而下面三件事修正了笔者的看法。

1）笔者妻子是"西学中"的同窗,早年便因中西医结合治疗顽固性腹水而小有名气,曾成为给高干看病的三专家之一。原来她在中医辨证论治的基础上合并应用了西药,即逢周一、周二、周三服用泼尼松,周三、周四、周五服排钾的利尿剂双氢克尿噻,周五、周六、周日服不排钾的利尿剂安体舒通。由于服用强的松,改善了病人的食欲和全身状况,但强的松是间断服用,而且是小剂量,所以不引起长期服用所导致的负面问题。

2）笔者2008年到京津开会,一周内做了4次学术报告,由于甲状腺全切除后,本来就声带闭合不全,加上北方室内有空调与冬天室外温差大,咳嗽嘶哑严重,导致喉头水肿,呼吸困难,急诊住院,差一点要做气管切开。医者说,需要用一点激素,笔者当即便说最好不用。后来还是用了一天的激素和大剂量青霉素,那天晚上大汗淋漓,湿透几件衣服,没有想到第二天高热便退,症状缓解,就像病已痊愈,一周便出院,出院后再用中药调理得以巩固。这次笔者亲历了激素的神奇作用。

3）新冠肺炎大流行,笔者看到2020年6月24日《参考消息》的报道,

肾上腺皮质激素 - 新冠重症死亡减35%

可用于治疗危重新冠患者

世卫组织呼吁增产地塞米松

【法新社日内瓦6月22日电】世界卫生组织22日呼吁迅速增加地塞米松的产量，因为这种廉价类固醇药物已经被证明可以减少危重新冠肺炎患者的死亡。

世卫组织总干事谭德塞说，在英国对这种药物进行试验的结果发表后，该药物的需求已经激增，但他相信产量会增加。

根据上周发表的研究结果，由牛津大学一个团队领导的研究人员对大约2000名患者使用了这种药物。在患病最严重的人群中，死亡人数减少了35%。

谭德塞在日内瓦举行的一场线上新闻发布会上说："最近发现类固醇地塞米松有可能挽救危重

超过900万例，死亡人数超过46万。

谭德塞说："我们几乎每天都在创造新的、令人忧虑的纪录。"他指出，21日有18.3万新增病例上报世卫组织，是迄今为止最多的一天。

他说，一些国家病例数和死亡人数迅速增加，而其他一些已经成功遏制病毒传播的国家由于重新对社会和经济，如今病例数出现反弹。

这种病毒的暴发中心已经从东亚转移到欧洲，现在又转移到美洲。

参考消息 200624

地塞米松使新冠重症死亡减少

英国牛津大学的研究发现，地塞米松应用于新冠肺炎重症病人，可使死亡减少35%，但对轻症无效甚或有害；为此世界卫生组织呼吁增产此药。然而用与不用激素争议不断。笔者想起李白诗中有一句"天生我材必有用"，大自然在地球上安排了各种各样的生物与非生物，自然各有各的用处。肾上腺皮质激素发现者既然获诺贝尔奖，该激素必有其用。正如砒霜（三氧化二砷）是剧毒药，但也是治疗一种类型白血病的有用之药。

笔者以为，"阴阳中和"可能是其中关键。就是看是否在适当的病人、适当的时机、适当的剂量、适当的疗程用药，不能一概而论。这个所谓"适当"，只能通过实践才能获得。

"阴阳中和"是使对立双方达到和谐、协调、复衡、和平共处。复衡可以是对称的复衡（如天平），也可以是不对称的复衡。而达到"中和"是"阴阳相推"的结果，即《系辞》所说"刚柔相推，变在其中焉"。就上述激素为例，需要在不断的、反复的实践中，摸索出对何种新冠肺炎病人（重症或轻症）、何时使用、何种剂量、多长疗程等关键处，以达到既治病，又避免不可逆的负面问题。

纵观上述三例，激素的应用都不是长期大量用药，而是间断、适量、一定疗程用药。前面曾多次论述现代医学盛行的"多益"思维，可能正是"阴阳中和"需要研究的问题，也可能是激素争议的关键所在。药械都各自有它们的作用，但如何用好它，"阴阳中和"思维当有助，以达到药械与机体协调。《黄帝内经》的"大毒治病，十去其六"，就体现了这种思维。希波克拉底说"医生应有优秀哲学家的品质"，也许这就是名医和庸医的重要区别。笔者以为，从中华哲学这个方向出发，现代医学将有大量需要研究的问题。

（5）现代医学面临的问题，其背景是西方哲学

如前所述，现代医学是建立在西方科学的基础上，而西方科学又是建立在西方哲学的基础上，这种基因的传承，按照一分为二的看法，一定有着可

以完善的地方。由于西方哲学唯心主义的历史,使从中分离出来的科学,虽然用唯物主义反对唯心主义、用经验观察的归纳方法反对理性逻辑的推演方法,但西方哲学中的因果论导致了机械唯物主义在科学研究中的流行,西方哲学中的心物分离的二元论导致了对自然(包括人体)机械解释的科学观。科学探索成为一个纯粹的机械经验过程,正像伊·普里戈金所说那样,不断"拆零"自然这个机器,通过不断的归纳来找到普适性的自然规律。但这也是西方科学的弱点所在,一元论的思维容易产生的排他性,由信仰带来的热情可以引出激进性,而经验主义有着认识论上天生的不足,用归纳法永远不能产生绝对正确的真理。尤其现代科学"拆零"的特点,容易陷入局部、个体的探究,而忽视局部与整体、个体与个体以及个体与自然的关系。

而由于西方科学与哲学的早期分离,使后期西方哲学的发展如黑格尔的辩证法没能对科学(尤其是应用科学)产生进一步的影响及引领。西方的哲学与科学好比是一种开放体系的学问,就是有一个永恒的假设(存在可主宰宇宙万物的不变的普遍规律)需要被发现和证实,所以发现的需要在这个体系中是永恒的。以医学为例,西方科学家在探索病人身体的过程中通过技术工具偶然发现了病因(如通过显微镜发现了细菌),而又通过技术工具偶然发现了消灭病因的手段(如在青苔中发现了青霉素),再以这种手段施加在病人身上以验证病因的消失。在这个三角关系中,病人没有病症就不会去发现病因,而没有技术手段也发现不了病因,找不到消灭病因的手段也就不能治疗病人,因而西方医学陷在这个缺一不可的循环之中,因为所有的关系都是建立在发现的基础上。而这种循环在西方现代医学创立后的 400 多年中并没有改变。

因此,如何在西方科学的"发现"正循环中加入某种"预测及反馈"的逆循环,如何在现代科学中加入中华哲学中一分为二的、整体的和动态的以及精神与物质相结合的思维,是中国医学科学工作者应该考虑的问题。

三、中国新医学的核心——中华哲学

这一节希望说明,中华哲学思维是创建中国新医学的一把钥匙,至少它可极大丰富和补充现代医学的不足;而中医学如果能够通过科学研究,积累更多与现代医学相通的共同话语体系，通过中西医结合，可能是创中国新医学的一条捷径。笔者年已九十，无力深耕细酌，作为肿瘤外科医生，也已跟不上当前井喷式发展，对其他学科也欠了解，也谈不上对中医现状的深刻认识，对中华哲学也限于粗浅体会，只能讲点个人想法，偏颇在所难免。

1 中华民族繁荣昌盛始终有中华哲学身影

这一节为什么用"中国新医学的核心——中华哲学"这样的标题？因为中华文明是世界上几大古文明中唯一从未中断的文明，而中华文明的核心是中华哲学。古文明的中断，表面上可以因天灾或人祸（包括外敌入侵）强度过大无法抗拒，实际上文明本身（其核心是哲理）可能是重要因素，因为外因通过内因而起作用。例如天灾，这就牵涉这些文明如何应对"人与自然"，特别是人与自然的和谐相处；如果是人祸，同样涉及这些文明如何应对"人与人"，特别是人与人通过"刚柔相推"达到"阴阳中和"的和谐或协调相处。

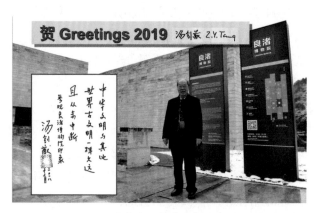

中华文明从未中断

中华文明五千年，包括良渚古城等，已有越来越多考古的证据。笔者2019年另外一张贺年片是参观良渚博物院为背景的，其中题词便是"中华文明与其他世界古文明一样久远，且从未中断"。五千年来中华大地经历了风风雨雨，经历了社会性质的变迁，经历了朝代的更迭，经历了战争与和平，经历了天灾与人祸，文明不仅没有中断，仍屹立于地球，而且不断繁荣昌盛，成为人口最多的国家。尤其是在西方崛起几百年的强势下，当前还迎来中华民族伟大复兴的大好形势，成为第二大经济体，还可能导致世界百年未有的大变局。所有这些，不能不让人思考与中华哲学思维的密切联系。

所谓中华哲学思维，笔者粗浅的认识，就是表达为"易""道""阴阳"或"矛盾"的思维，这就是中华哲学的根基。所谓"易"，其含义可概括为三变：即不变（自然法则的存在是不变的），恒变（事物是不停息地在变），互变（变总是对立双方的互变）。所谓"道"，就是自然法则，它看不见、听不到、讲不清，却客观存在且不能被改变；它衍生万物、主宰万物；且永不停息。所谓"阴阳"，也就是自然法则，同样主宰万物，是变化的根源。毛泽东用"矛盾"来表述，从而避开将"易、道、阴阳"误认为是迷信、是占卜；和阴阳一样，矛盾（对立）的东西，共处于一体且相互转化；矛盾即是运动。

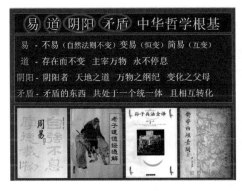

中华哲学的根基

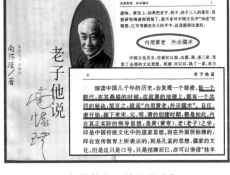

"内用黄老　外示儒术"

中华民族繁荣昌盛，始终有中华哲学身影。笔者偶看南怀瑾写的《老子他说》，书中说："细读中国几千年的历史，会发现一个秘密，每一个朝代，在其鼎盛的时候，在政事的治理上，都有一个共同的秘诀，简言之，就是'内用黄老，外示儒术'。自汉、唐开始，接下来宋、元、明、清的创建时期，都是如此。内在真正实际的领导思想，是黄（黄帝）、老（老子）之学。"就近代而言，中国"三句话"，也同样有中华哲学身影（下页左图）。"站起来"，星星之火，可以燎原，建立了新中国，提示"阴阳互变"——弱可变强；"富起来"，韬光养晦（柔），中国崛起，提示"阴阳互存"，不能只看"刚"不看"柔"，柔可克刚。"强起来"，"人类命运共同体"，提示"阴阳中和"，强调和谐、协调、和平共处，亦即《论语》的"礼之用，和为贵"（下页右图）。在复杂的国际环境中站稳脚跟，还是要"内用黄老，外示儒术"。这就是对内：全面从严治党，依法治国，打击腐败，稳增长，强军，扶贫，增进自信；归纳起来就是"变革"，改革开放，增强国力。对外：强调"和为贵"，刚柔并济，有利、有理、有节，斗而不破；从被动应对到主动出击（"一带一路"倡议）。对医学而言，"内用黄老，外示儒术"，至少可引申为：对内——强身祛病，对病——刚柔并济，消灭与改造并举。

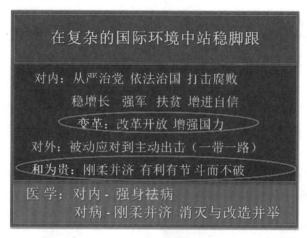

现代仍有中华哲学身影

医学是文明中的重要组成部分，它涉及人的生老病死，涉及民族的盛衰。而医学同样是在哲学思维影响下发展起来的。中华民族之所以能繁荣昌盛，医学功不可没。几千年来，中国的医学主要是传统医学，而传统医学是建立在中华哲学的基础上。《黄帝内经》不仅是我国医学的经典，也是中华哲学的经典。其思维和《道德经》《孙子兵法》一脉相承。既然中华哲学成为中华民族繁荣昌盛的根基，那么中国新医学是否也应以中华哲学为核心呢？

诚然，当前中国医学的现状，是面临着两种医学：快速发展并占世界和我国医学主位的现代医学，以及持续几千年未衰的传统医学。如何正确对待这两种医学，是探讨"创中国新医学"无法回避的问题。从"阴阳互存"的角度，不能只看"阴"不看"阳"，所以既要重视现代医学，也不能忽视传统医学。《系辞》说："刚柔相推，变在其中焉。"笔者体会，两种医学的碰撞，取长补短，必将有助形成崭新的新医学。**我们不妨先看看非医学领域的两位大家对现代医学和传统医学的看法。**

2 毛泽东与钱学森对中国新医学的论述

笔者所以引用两位非医学领域的大家的看法，是因为他们都不是医者，既不是西医，也不是中医，也许能够从第三者的角度看得更客观一些。毛泽东主席是新中国的缔造者，政治家、军事家、哲学家、诗人；钱学森是中国导弹之父、科学家，在系统工程、人体科学、思维科学等也有深厚的造诣。

他们看问题常能从世界大视野和整体观的角度，所以值得我们思考。笔者不得不从书上、网上摘录了下面的材料。

（1）毛泽东的论述

1）对中西医最早的评述：据记载，早在1913年，毛泽东就曾在《讲堂录：青年毛泽东修身与国文笔记手迹》（北京出版社，2016）中写过："医道中西，各有所长。中言气脉，西言实验。然言气脉者，理太微妙，常人难识，故常失之虚。言实验者，求专质而气则离矣，故常失其本，则两者又各有所偏矣。"笔者体会，那时毛泽东便已注意到中医重神轻形，西医重形轻神，均不全面，并暗示两者有互补的可能。百余年后的今天来看，中西医的现状仍然如此。

2）中西医结合的提出：新中国成立不到一年，1950年召开的全国卫生会议，毛泽东便提出"面向工农兵、预防为主、中西医结合"的三个基本原则。实际上指明了卫生工作要为工农兵大众服务，要抓预防为主的重点，要依靠中西医两方面力量。这三大原则，至今仍有现实意义；毛泽东"中西医结合"的提法至今也已有70多年历史。

3）对中国医药学的全面评价：20世纪50年代，是毛泽东对中国医药学有更全面的表述，并提出创中国新医学的时期。毛泽东指出："中国医药学是一个伟大的宝库，应当努力发掘，加以提高。"[《毛泽东文集（第七卷）·中国医药学是一个伟大的宝库》，1958年10月11日]"我们中国的医学，历史是最久的，有丰富的内容，当然也有糟粕。在医学上，我们是有条件创造自己的新医学的。"他又说："对中医问题，不只是给几个人看好病的问题，而是文化遗产问题。要把中医提高到对全世界有贡献的问题。"[《毛泽东年谱（第二卷）·1954年6月5日》]毛泽东又进一步说："中医问题，关系到几亿劳动人民防治疾病的问题，是关系到我们中华民族的尊严、独立和提高民族自信心的一部分工作。""中国人口能达到六亿，这里面中医就有一部分功劳嘛。西医到中国来，也不过百把年。"[《毛泽东年谱（第二卷）·1954年7月9日》]这样，毛泽东把对待中医问题，提高到关系几亿人民疾病防治，关系到民族自信和对世界有所贡献的高度来看；而且由于有了这个宝库，才有条件创中国新医学。

4）发展中国的新医学：那么如何创建中国新医学呢？他说："就医学来说，要以西方的近代科学来研究中国的传统医学的规律，发展中国的新医学。"［《毛泽东文集（第七卷）·同音乐工作者的谈话》，1958 年 8 月 24 日］创建中国新医学要走怎么样的途径呢？他说："西医要跟中医学，具备两套本领，以便中西医结合，有统一的中国新医学、新药学。"［《毛泽东年谱（第二卷）·1954 年 7 月 9 日》］这样便明确指出，中国新医学的核心是"中西医结合"，而西医的任务是学习中医，掌握两套本领，这样才能研究中西医如何结合。毛泽东又说："你们是'西医'，但是要中国化，要学到一套以后来研究中国的东西，把学的东西中国化。"［《毛泽东文集（第七卷）·同音乐工作者的谈话》，1958 年 8 月 24 日］西医向中医学，有什么前提呢？他说："西医要向中医学习。第一，思想作风要转变。要尊重我国有悠久历史的文化遗产，看得起中医，也才能学得进去。第二，要建立研究机构。不尊重，不学习，就谈不上研究。不研究，就不能提高。"［《毛泽东年谱（第二卷）·1954 年 6 月 5 日》］毛泽东接着又说："掌握中医中药，必须要有西医参加，也要吸收有经验的中医，靠单方面是不够的，单有西医没有中医不行，有中医没有西医也不行。"［《毛泽东年谱（第二卷）·1954 年 7 月 9 日》］实际上毛泽东是强调创中国新医学要中西医共同努力；特别是西医要学中医，用现代科学知识去整理和提高；而学中医首先是要尊重自己的文化遗产，看得起中医。

5）发展中国新医学的具体措施：毛泽东不仅提出了设想，还落实了措施。"我看如能在一九五八年每个省、市、自治区各办一个七十至八十人的西医离职学习班，以两年为期，则在一九六〇年冬或一九六一年春，我们就有大约二千名这样的中西医结合的高级医生，其中可能出几个高明的理论家。这是一件大事，不可等闲视之。"［《毛泽东文集（第七卷）·中国医药学是一个伟大的宝库》，1958 年 10 月 11 日］在 20 世纪后半段出现的一些极有苗头的"中西医结合"研究成果，例如沈自尹院士发现中医"肾阳虚"主要发病环节在下丘脑。笔者老伴也是当年"西学中"人员，从而有幸亲历了她用中西医结合的方法，治好不少西医未能治好的疾病。可惜在西方医学的冲击下，"西学中"式微，而变成"中学西"。

6）对针灸的评价：据记载，1955 年毛泽东请针灸专家朱琏吃饭时曾说："针灸不是土东西，针灸是科学的，将来各国都要用它。"［《毛泽东年谱（第二卷·1955 年 4 月 15 日》］这一点，笔者有切身体会。作为外科医生，对儿子、妻子和母亲的急性阑尾炎都没有选择开刀，而是用针灸治好的。尤其是 91 岁母亲阑尾炎穿孔导致弥漫性腹膜炎，在家用针灸，加上 1/4 常规用量的抗生素,9 天便治愈,至 96 岁因心脏问题离世,阑尾炎从未再发。

7)关注中国新医学的两个关键问题:笔者体会,毛泽东不仅提出了大方向,而且在创中国新医学的核心问题上也提出了自己的观点。例如说:"中国古书上这样说:'上医医国,中医医人,下医医病。'意思就是强调人的整体性,和巴甫洛夫学说是一致的。"又说:"对中医的'汤头'不能单从化学上研究,要与临床上的研究结合起来,才能提高中医。"[《毛泽东年谱(第二卷)·1955 年 4 月 15 日》]实际上强调了中医整体观的重要,从而有助与西医重局部互补;强调了临床实践的重要,也有助弥补西医重实验研究的不足。因此,毛泽东是从哲学的视角来理解和指导中医发展的。

(2)钱学森的论述

1)对中医的总评价:作为中国导弹之父的钱学森,对人体科学也有很深的研究。和毛泽东一样,对中医同样给予很高的评价。钱学森说:"传统医学是个珍宝,因为它是几千年实践经验的总结,分量很重。更重要的是:中医理论包含了许多系统论的思想,而这是西医的严重缺点。"[《钱学森书信选(上卷)·1985 年 9 月 23 日致祝世讷》,国防工业出版社,2008]他又说:"中医包含着科学真理,非常宝贵的科学真理。"[《钱学森书信选(上卷)·1984年 5 月 16 日致李印生》,国防工业出版社,2008]

2)对中医特点的论述:钱学森有如下论述:"中医的特点在于从整体、从系统来看问题。"[《论人体科学》,人民军医出版社,1988]"中医理论包含了许多系统论的思想,而这是西医的严重缺点。"[《钱学森书信选(上卷)·1985 年 9 月 23 日致祝世讷》,国防工业出版社,2008]又说:"中医理论就是把几千年的临床经验用阴阳五行干支的框架来整理成唯象学理论。"[《钱学森书信选(上卷)·1988 年 11 月 4 日致邹伟俊》,国防工业出版社,2008]又说:"中医理论托附于阴阳五行干支的思维框架,已经是辩证的了,比经典西医学强。"[《钱学森书信选(上卷)·1988 年 11 月 21 日致刘静和》,国防工业出版社,2008]"中医理论中的阴阳说和五行说,中医理论的脏腑论和经络学说,中医理论的六淫、七情,中医讲究辩证论治,这些都强调了人体的整体观以及人和环境、人和工作的整体观。应该说,这是符合马克思主义哲学、辩证唯物主义的。"[《论人体科学》,人民军医出版社,1988]"经络是我们中医理论中基础性的东西,是个非常重要的问题。""十二经络不能代表两个系统,是一个功能系统。"[《人体科学与当代科学技术发展纵横观》,

人民出版社，1996 ］

3）对中医科学性的评论：钱学森说："系统的理论是现代科学理论里的一个非常重要的部分，是现代科学的一个重要组成部分，而中医理论又恰恰与系统科学完全融合在一起。"［《人体科学与当代科学技术发展纵横观》，人民出版社，1996 ］

4）对中医的定性：钱学森说："中医理论是经典意义的自然哲学，不是现代意义的自然科学。"［《钱学森书信选（上卷）·1983 年 3 月 17 日致黄建平》，国防工业出版社，2008 ］他又说："我认为中医理论很像自然哲学。其中包含着人类智慧的珍宝。人体科学很需要这部分珍宝，要加以整理、提高，而绝不能丢掉。"［《人体科学与当代科学技术纵横观》，人民出版社，1996 ］

5）对中国新医学的期望：钱学森说："从人体科学的观点，中医有许多比西医学高明的地方，但将来的医学一定是集中医、西医各民族医学于一炉的新医学。"［《钱学森书信选（上卷）·1990 年 12 月 11 日致徐振林》，国防工业出版社，2008 ］中西医结合的思路，和毛泽东的相同。他又说："医学的前途是中医现代化，而不在什么其他途径。人体科学的方向是中医，不是西医，西医也要走到中医的道路上来。"［《论人体科学》，人民军医出版社，1988 ］笔者写这本册子的目的，就是希望中华哲学思维有助现代医学的提高和创建我国新医学，而中医是中华哲学思维孕育下产生的。这和钱学森所说"西医也要走到中医的道路上来"是一致的。

6）关于创中国新医学的关键：钱学森的论述很值得我们思考。他说："中医药研究要走人体科学的道路，也就是综合中医和西医等的成就，上升到更高层次的医学、21 世纪的医学。而综合要靠开放的复杂巨系统理论。"［《钱学森书信选（上卷）·1990 年 6 月 15 日致宋健》，国防工业出版社，2008 ］具体来说："中医这个宝库似只有用现代科学技术打开后，才能放出前所未有的光明，而这项工作又必须建立在对中医理论的正确理解。"［《钱学森书信选（上卷）·1987 年 4 月 18 日致徐宝源》，国防工业出版社，2008 ］这里钱学森强调了创建中国新医学的关键是"开放的复杂巨系统理论"，以及"对中医理论的正确理解"。他又说："我们要从机械唯物论的西医走到辩证唯物论的新医学，这是人体科学的任务。"［《钱学森书信选（下卷）·1996 年 6 月 16 日致陶先刚》，国防工业出版社，2008 ］这是钱学森从哲学角度展望中国新医学，并指出中国新医学与西医在哲学层面的区别。

7）关于"开放的复杂巨系统理论"：既然创建中国新医学的关键是"开放的复杂巨系统理论"，对此应如何理解呢？钱学森说："请注意在复杂巨系统前面的'开放的'这三个字。开放是说人体这一复杂巨系统是与其周围环境有不断交往的：小的是呼吸、饮食、排便，还有声光信息的受与发；大一点如人生活的环境既对人有影响，而环境又不断受人的影响与改造；再大一点的就是阳光、空间磁场、宇宙线对人体的作用。所以人体是对小到生活周围，大到宇宙，都有交往，都是开放的。这一观点，笔者称之为人天观。把人放在主动地位，不是我国古代的'天人观'。"［《钱学森书信选（下卷）·1995年1月26日致邹伟俊》，国防工业出版社，2008］他还指出："既然人是一个开放的复杂巨系统，我们研究人体科学，就要应用'从定性到定量综合集成法'，这是一个根本的观点和方法论。"［对人体科学研究的几点认识.《中国人体科学》，1991，1（2）：53］

从中华哲学思维的角度，"阴阳互存"和"阴阳互变"，"人"与"天（宇宙）"既共存于一个统一体，又可相互影响。钱学森将"天人观"改为"人天观"，将"人"放在主位，强化了人在"天人相应"中的责任和能动性。笔者以为这在当前特别重要，宇宙对人体的影响，人处于被动地位，似难有作为；而"人天观"则人处于主动地位，就应思考如何主动达到"人与自然"的和谐相处。例如控制工业化的过度，控制塑料应用的过度，控制对微生物追杀的过度，控制脱缰的科学研究，等等。所谓"脱缰的科学研究"，就如"核聚变"研究，一旦被资本或政治绑架，就变成为害人类的凶手。几十年来，甲状腺癌增长了5倍，这和过多的核弹试验所释放的辐射污染不无联系。

这里钱学森阐明了"开放的复杂巨系统"的含义，这和前面提到诺贝尔奖获得者伊·普里戈金所说"我们不仅习惯于把问题分成许多细部，我们还常常用一种有用的技法把这些细部的每一个从其周围环境孤立出来。这样一来，我们的问题与宇宙其余部分之间的复杂的相互作用，就可以不去过问了"，两者异曲同工；钱学森还提出了"从定性到定量综合集成法"，而这些正是现代医学所欠思考的方面。

刚好笔者又看到王庆其、姜青松主编的《三才思想——人与天地相参》（上海科学技术出版社，2020年），书中说："天地人'三才'的'天人关系'

就是我们谁也不可能离开的基本哲学问题。""三才思想的本质就是研究天、地、人的相互关系。"又说"三才的相互关系是'和'"，如同老子所说"万物负阴而抱阳，冲气以为和"，不是无条件的"和"，而是阴阳交冲达到新的和谐。笔者以为，这说明中医整体观是从天地人的广度看问题，和谐是三者关系的核心，而达到和谐是阴阳互变的结果。为此，这是中华优秀文化的体现，早已有之，而我们往往将之遗忘。

8）使中医理论通俗化才便于推进：钱学森认为："中医理论讲阴阳五行，令人望而生畏！"怕封建迷信，"所以当务之急是要搞中医理论的现代阐述，用马克思主义哲学来除去中医理论中的糟粕，用现代科学语言来表述。"当前需要将深奥的中医理论通俗化，让大家懂，而不会误认为是迷信。他还举了这个例子："为什么一定要讲'子午流注'，不直说'人体昼夜节律'？"[《钱学森书信选（上卷）·1984年6月2日致黄建平》，国防工业出版社，2008]读到这里，连笔者都有深刻的感触。一位不是医者的科学大家，对祖国遗产如此重视，进行了如此深入的研究，并从方法论的角度提出具体的研究方向，作为医者深感汗颜。

3 我国西医和中医的现状

笔者作为西医外科医生，从医六十余年，应该说对西医有一定认识，对中医则只能说略有所知。然而隔行如隔山，加上西医分科越分越细，难以对整个西医学作出全面的评述，只能讲点个人粗浅的看法供读者参考。

（1）我国西医的现状

1）笔者评述西医的背景：笔者是肿瘤外科医生，照理也难以对西医进行宏观的评述，但由于笔者还有一些背景，所以大胆提一些个人看法。① 20世纪50年代末，笔者花了6年时间，在广泛浏览的基础上，写了一本30万字的《发展中的现代医学》科普书（后被搁置，见下页图），所以对整个医学的古今中外略有所知。② 作为外科医生，曾从事血管外科，然后又进入肿瘤临床，期间又曾参与一些中医研究，接触面略广。③ 从事癌症临床与研究半个世纪，曾承担多项国家重点攻关课题研究；曾主编三版《现代肿瘤学》，跨度20年；曾培养近80位研究生；对医学的科研发展与方向有所了解。④ 有幸当过上海医科大学校长，对医学发展也有过思考。

2）新中国成立以来，我国西医得到快速发展：笔者1954年自上海第一医学院（现复旦大学上海医学院）毕业后，进入附属中山医院外科，那时医院只有300张病床，而现在已发展至2 000张，其中笔者所在的肝癌研究所便有300多张病床。上述20世纪50年代末所以写《发

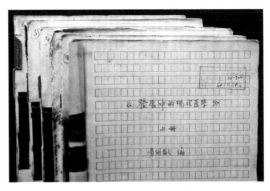

被搁置15年的书稿

展中的现代医学》，是因为看到医学的快速发展。1964年送到出版社，不巧因"文革"被搁置。15年后出版社要笔者更新，然而医学发展太快，已无力重新涉猎这样广的领域，书稿便搁置至今。如果现在再拿出来看，除医学史外，几乎需要全部重写，因为医学正呈井喷式的发展。

从医六十余年，对我国西医的发展印象深刻，无论基础与临床，与西方医学的差距越来越小。我国医学上的突出成就也不少，控制了多种烈性传染病；脊髓灰质炎疫苗的研制及广泛应用，世界卫生组织曾宣布中国为无脊髓灰质炎状态；控制了麻风病；断肢再植；臂丛神经修复；笔者也亲历了肝癌的早诊早治；等等。我国医学的快速进步，也体现在国际顶尖杂志上我国的话语权已明显提高，特别是抗击新冠肺炎期间，不断在《新英格兰医学杂志》《自然》《科学》《柳叶刀》等世界顶尖杂志，看到我国学者的文章。笔者的研究生，也都言必称分子生物学，追求在SCI杂志发表文章。临床医学基本上也应用了世界最先进的药械与技术，一次到新疆，看到那里的医院也都设备完善。临床有些方面，我国病人多，经验丰富，疗效甚至超过国外水平。国内常诉"看病难"，而笔者在美国的舍妹，患中晚期卵巢癌，约请专科医生门诊和等待影像医学检查，竟等了4个月而失去手术的时机。所以笔者有时建议在国外的亲友回国诊疗。前文"1. 现代医学的主要进展"（见本书第128～136页），在我国也到处可见，不再重复。

3）我国西医也存在若干值得思考的问题：① 最重要的是前文"3. 现代医学仍面临的问题及思考"（见本书第138～143页）也基本都有。如聚焦具体医学问题多，关注顺应自然大局少；重硬件轻软件，重局部轻整体，重微观轻宏观，重精准轻模糊，重对抗轻非对抗，重侵入轻非侵入，重消灭

轻改造，重高精尖新轻多快好省，从而进一步使医学成为对人体机器的精细修理，而人性化式微。② 我国原始创新较少，仍然处于"紧跟"态势，体现在诊疗规范中我国的贡献度仍小。③ 过度诊疗，比国外有过之而无不及。普通的伤风感冒，医院也常给予抗生素"吊针"，基层医院更甚；过多无关的化验，过多的影像医学检查，比比皆是。④ 以数量取胜仍占上风，管理部门也常以手术数量作为不同医院的评价；医院也以为越大越好，上万张病床者有之，而创新特色却不明显。⑤ 研究工作脱离我国临床需求，仍然是需要关注的问题。中国共产党十九大新党章指出："我国正处于并将长期处于社会主义初级阶段。这是在原本经济文化落后的中国建设社会主义现代化不可逾越的历史阶段，需要上百年的时间。"最新的材料显示，我国还有 6 亿人口月收入只有千元。但"重高精尖新""轻多快好省"的研究仍占上风。专注分子靶向治疗，连发达国家也感到难以承受的高医疗费，在我国仍处于紧跟的态势。从抗击新冠肺炎来看，既要抓紧研究"高精尖新"的抗病毒药物和疫苗；但也不能等待，而需重视检测、追踪、隔离、戴口罩、中医介入、全民参与等"多快好省"的措施。⑥ 在思维上，对国外的进展，紧跟的多，质疑的少，从而难以超越。中共十九大党章指出："必须从我国的国情出发，走中国特色社会主义道路。"在我国医学上如何形成"中国特色"，是需要认真思考的问题，尤其是需要从中华哲学的角度去分析。

（2）我国中医的现状

1）笔者对中医粗浅认识的由来：笔者之所以敢于对我国中医现状提出一些粗浅认识，是因为笔者对中医略有所知，这在拙著《西学中，创中国新医学》中已有较详细记载，归纳起来有以下几方面。① 笔者老伴是"西学中"，半个世纪看到她治好不少西医未能治好的疾病。一位法国妇女患神经系统疾病，在法国巴黎靠化疗和激素度日，生活已不能自理，笔者老伴参阅古籍，用中药辨证论治，一年后病人恢复正常生活并怀孕生女。老伴由于采用中西医结合办法，治疗顽固性腹水小有名气，三十出头便破格入选为给某高干治病的三专家中最年轻的专家。② 20 世纪 50 年代末，笔者曾响应号召，参与针灸治疗急性阑尾炎的研究（前文本书第 84 ～ 85 页）；在担任上海市针灸经络研究组秘书期间，通过学习《黄帝内经》，撰写了《学习内经后对"经络现象"的初步认识》，认为人体的内脏和各种功能，分别与外周 12 个区域（经络)(包括皮肤、肌肉、血管、神经等)有特定联系,这些联系和现代医学的节段分布不完全一致,从而为生理和病理提供了新线索,并有助疾病诊治,后来又曾三读《黄帝内经》。③ 作为西医外科医生的笔者,亲历多位亲人患了需手术治疗的疾病,而通过中西医结合治疗免除了手术。包括儿子、妻子的急性阑尾炎和母亲的阑尾炎穿孔致弥漫性腹膜炎,妻子的坏死性胰腺炎,家兄需气管切开的肺炎,亲家公需做血管手术的颈动脉狭窄等。④ 笔者 20 世纪 60 年代进入癌症临床之初,便已发现肝癌病人在西医用化疗"攻"的同时,再加中医"攻",病人死亡更快;而在西医"攻"的同时,用中医"补",则延长病人生存期。提示中西医结合不等于中西医并用,而需要整体思考。⑤ 2008 年起笔者的研究生曾进行 5 味中药小复方"松友饮"的实验性癌症研究,发现其作用覆盖了改善缺氧、改善炎症、提高免疫和促进分化诱导(改邪归正)等。提示较长时间应用,确有抑癌(不是杀癌)作用。⑥ 笔者虽未系统学中医,但和老伴相处半个多世纪,也偶尔给肝病病人开中药。甲胎蛋白"低浓度持续阳性(低持阳)"病人,通常多在 1～2 年内出现肝癌,一位这样的印尼病人,长期间断服用中药"逍遥散"加减,23 年后虽仍为"低持阳",但仍未见出现肝癌。这和半个世纪前日本报道小柴胡汤加减有助预防肝癌作用相似。从而感到中药可能有助肝病病人减少肝癌的发生,而且是符合中医"治未病"思维的。

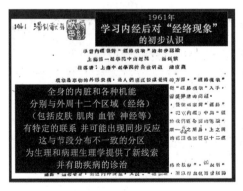

对经络现象的初步认识　　　　　　中药小复方抑癌的机制研究

2)新中国成立以来,我国中医也在不断发展:由于笔者老伴是"西学中",同样体会到我国中医的巨大变化,尤其是 20 世纪 50—60 年代,开启了"中西医结合"的新进程,用现代科学研究中医理论取得成果,如肾本质研究、方剂与证研究、血瘀证与活血化瘀研究、针刺麻醉研究等。笔者在《西学中，创中国新医学》中，也列举了亲历的应用中医和中西医结合治疗的成效。张伯礼院士主编的《百年中医史》中说："中医药为我国人民防病治病、保健养生、经济发展、社会民生、文化复兴做出了巨大的贡献，并给世界人民的健康带去福音。中医药魅力无穷，跨越时空，无论是过去还是现在，无论国内还是海外，人类已经得到其诸多恩泽。"可以说硕果累累，该书中总结了近年中医和中西医结合研究所取得的成果，笔者无力一一列述。屠呦呦青蒿素抗疟获诺贝尔奖，无疑是中药治病的标志性成果，但笔者以为中医核心理念可能更为宝贵。2003 年抗击"非典"（SARS）和近两年新冠肺炎流行，中医药的作用明显可见。尤其是在西医一时还没有针对病毒的特效疗法和疫苗前，中医从调控机体的角度，提高了疗效。

3）我国中医现状也有使笔者不解之处：① 笔者以为，中西医结合可以"西学中"和"中学西"双向而行，但关键是"西学中"。而一个时期以来，"中学西"却成为主流，偶见曾在中医医院看过病的病人，其接受化验和影像医学检查的项目，比在西医医院有过之而无不及。中医的"康复医疗"，西医的理疗设备大有喧宾夺主之势。笔者偶尔介绍病人去看中医，不料首先不是"望闻问切"，而是要病人出示化验单和 CT 报告。② 笔者"西学中"的老伴，过去跟随上海名中医（如裘沛然、张耀卿、黄文东、张伯臾等）开的处方，药味多在 10 味左右，据说经方只有 4 味药。而笔者临床上每看到有几十味中药的大处方，字里行间，反映了受到西医思维的影响而导致的中药西用。如所谓对付癌症的方子，几乎包括了多数所谓"抗癌"的清热解毒、活血化瘀中药，而淡化了中医理论中"辨证论治"的身影。③ 早年笔者曾参与研究基金评审，看到中医也有目的不明确而盲目套用"基因组""蛋白质组"的研究项目。④ 中医发展历史中，随意说得出如：《黄帝内经》，东汉张仲景《伤寒杂病论》，华佗的麻沸散与外科，晋代王叔和的《脉经》，唐代药王孙思邈的《备急千金要方》，宋代王惟一的《铜人腧穴针灸图经》，明代李时珍《本草纲目》和张介宾《类经》，清代叶天士《温热论》，等等；而近代疾病谱已发生很大变化，慢性全身性疾病成为主流，中医的标志性的发展也需要凝练。⑤ 中医的现代科学研究似偏向于中药西药化、中医西医化多；而传统中医理论（如四诊八纲、经络藏象等）的科学研究虽有良好开端，但持之以恒和系统化研究似较少。

　　笔者高兴看到，在新冠肺炎抗疫报章中，出现了一些新动向，强调在实践中不断发展中医药。笔者欣赏《光明日报》2020 年 3 月 15 日这段表述："传统文化只有在实践中不断发展创新才能有持续的生命力。"从中华哲学的角度，事物是永不停息地在"变"，中医也不例外，需要跟进疾病谱的变更，通过实践，不断创新，与时俱进。另外《文汇报》2020 年 3 月 17 日的一篇报道，强调中医精髓植根于实践，植根于中国文化，"如果疏远于临证，疏远于传统中医基础理论……路会越走越窄。"笔者体会，所以要坚守"临证"，提示中医看病还是要发挥望闻问切的作用，不能只看化验报告；所以要坚守中医基础理论，是因为中医基础理论正是中华哲学思维在我国医学上的体现，离开了这个根本，中医将不再是中医。疗效是硬道理，中医药之所以能走向世界，首先靠的是疗效。当前我国疾病谱已明显改变，慢性、全身性、难治的复杂疾病增多，这是中医进一步发展的重大机遇。相信在提高疗效基础上，将凝练出新的理论，使中医在中国文化基础上更上一层楼。不久前笔者又看到尚力和张苇航主编的《变易思想——生生之道》，书中最后有这样一句话："返本开新，创新转化，创立一个整体观和还原论统一的，体现中国智慧的新医学，这是未来的历史任务。"

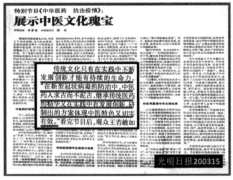
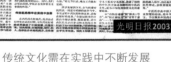

传统文化需在实践中不断发展

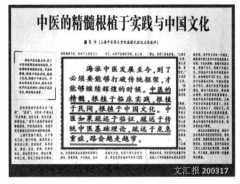

中医精髓植根于中国文化

　　4）由中医现状到对中华哲学的反思：按中华哲学一分为二的观点，我们对西方哲学科学的分析，也可用来对中华哲学作相应的分析。如前所说，中华哲学直接产生于五千年中华文明之中，前两千年是古哲学的产生期，其后的千年是百家争鸣的发展期，并演变到儒道两家争雄的局面。而其后的两千年到现代，则是儒家独大的哲学成熟期。相较西方哲学的类似开放体系，中国哲学则近似一种封闭体系的学问，就是它给出了整个自然生成的结构（道生一、生二、生三及生万物）和变化的规律（"三变"），而不存在需要进一步被证实的假设。因而在这个体系中实践这个结构规律的需要是永恒的。虽然儒道两家都是从中国古哲学中发展起来的，但儒家对"变、易"的态度与道家的不同，加强了对"不变"的重视而忽视了对"变"的关注，可以说中华哲学逐渐演化为解决问题的实践哲学，因而对中国近代科技的发展产生了深远的影响。

在中国医学中，人得病是由于自然的影响而"失衡"，这种"失衡"又可通过人的表象得以证实，而通过基于自然规律的医理来纠正失衡就是中医的治疗理念。所以通过实践经验来寻找并发展"复衡"的手段是中医两千年来走过的路。但在这个封闭体系中，加上近代中国哲学对"不变"的强调，造成中医思维的实践有余而探索不足。因而从《黄帝内经》之后中医虽然在对"失衡"的治疗手段上有长足的进步，但对"失衡"的原因（六淫七邪）、"失衡"的验证（望闻问切）以及"复衡"的机制（辨证论治）反而没有得到充分的理论发展。由于没有统一的理论发展，使中医在诊治中可能出现一病多辨及一病多方，模糊有余而精准不足，疗效也常偶然多于必然的情况，中医各流派各自为营，难以交融。应该说在西方工业革命前，中国的技术水平是优于西方的，如中医的诊治方法和治疗手段，如"四大发明"和同时期的造船技术等，但同时也缺乏推动技术向科学发展的动力，因而没能像西方那样，技术能与哲学结合而产生近代科学。

为此，如何从中华哲学中汲取新的生命力，并融合西方现代科学的方法与手段，如毛泽东与钱学森的论述那样，发展出中国的新医学，是中国医学科学工作者的使命。

4 正确看待西医和中医

当前我国客观存在着西医和中医，如何正确看待是近百年来不断争论的问题。笔者以为只有在同一哲学思维的认识基础上，才可能取得一致的意见。这也是要实现"中国新医学"的前提。如果用西医的科学体系和标准去衡量中医，肯定会得出"中医不科学"的结论，因为西医偏向局部和静止的哲学观；反之，如果从中医的哲学思维看待西医，也会发现诸多不符合中医观点之处，因为中医偏向整体和动态的哲学观。显然要取得统一的哲学观并非朝夕所能做到，为此当前需要强调"多看对方的长处，少看对方的短处"，才能较全面地看问题。笔者以为，要评价某一对象，首先要对此对象有所了解。当前看到在媒体批评中医的大多对中医都缺乏了解。诚然，中医有其优点，也有其缺点；西医也不例外。不久前笔者看到施建蓉主编的《沪上中西医结合名家访谈录》，他们原先都是西医，学了中医后，经过多年实践，几乎无一例外，都认为中西医结合有其优越性。所以笔者以为，对中医作出评论，首先要学点

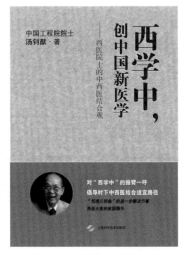

提倡"西学中"的拙著

中医，了解中医。这也是为什么笔者 2019 年出版《西学中，创中国新医学》的缘故。

（1）从新冠肺炎抗疫看中医和西医

2020 年 1 月 30 日，笔者通过中国工程院提出了关于对新冠肺炎治疗的一点想法："在中共中央政治局研究新型冠状病毒感染的肺炎疫情防控相关资料中，笔者看到有这样一句话'要不断完善诊疗方案，坚持中西医结合'，感到对新冠肺炎的治疗，因为西医目前没有特效办法，中医治疗可能优于西医治疗。拙著《西学中，创中国新医学》认为，'中西医结合'不同于'中西医并用'，在当前我国西医中学习过中医的已为数不多，'中西医结合'常变成'中西医并用'，后者有时不仅不会提高疗效，甚至会降低疗效。为此建议各地可根据医生的优势，分别采取中西医结合治疗（需要有既懂西医又懂中医的医生）、中医治疗和西医治疗三种模式，并重点对中西医结合模式加以探索，总结出有我国特色的新冠肺炎治疗经验。"这个建议旨在希望中医在抗疫中有更多参与的机会。笔者高兴地看到，此次抗疫，中医的参与比过去任何时候都有所加强，从而获得更多相关的资料以供分析。

1）中国抗疫胜欧美有中华哲理背景：2020 年 2 月 20 日，《人民日报》发表了笔者应邀撰写的《发挥好中西医结合优势》一文（下页图）。笔者以为："中国必胜，因为还有中华哲理的背景。"2020 年 6 月 29 日是全球悲痛的日子，因为新冠肺炎全球确诊人数突破 1 000 万，死亡突破 50 万。同期中国模

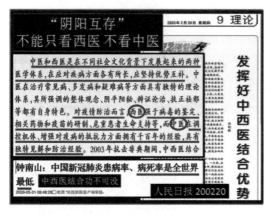

中西医结合抗疫

式的初步效果，从确诊数和死亡数来看，远胜于欧美：我国确诊8万多，死亡4千多；而科学最发达的美国确诊达260多万，死亡近13万；主张"群体免疫"（放任自流）的英国，病人高达31万，死亡4万多。中国抗疫胜欧美，从中华哲学思维"阴阳互存"来看，其原因体现在以下三方面① 我们既重视西医，也重视中医。因为西医强于病毒的鉴定、相关药物和疫苗的研制、危重病人生命支持等。而中医在调控机体以应对瘟疫也有千百年的经验，两者各有长短。中西医结合是我们不同于欧美的亮点。抗疫效果远胜于欧美，中西医两个积极性的发挥功不可没。② 我们既重视"高精尖新"（如病毒鉴定、检测试剂、疫苗研制），也重视"多快好省"（检测、追踪、戴口罩、隔离、全民参与、中医介入等），这也大别于欧美。③ 我们既重视"病毒"研究，也关注"机体"，因为外因通过内因起作用。实际上中医治疗也兼顾了"扶正"，甚至包括习练太极拳等中国传统健身之术，这正是中医哲学背景不同于西医的重要方面，因为《黄帝内经》说"内外调和，邪不能害"。

武汉抗疫中西医并举、高精尖新与多快好省并举，只用了3个月，基本控制了疫情；而最大的超级大国，对高精尖新不够重视（监测滞后），轻视多快好省，付出了确诊病人数和死亡数比中国多几十倍的代价。中国抗疫胜于欧美，也验证了《孙子兵法》所总结的"知彼知己，百战不殆；不知彼而知己，一胜一负；不知彼不知己，每战必殆"。换言之，重视对立双方，乃取胜之道；重视对立一方，胜算折半；无视双方，绝无胜算。

2）中西医结合是中国抗疫首战告捷的亮点：对付新冠肺炎，中西医各有所长。疫病之初，病毒学家很快便发现了新型冠状病毒是传染源，弄清其基因序列，并为此推进了检测试剂、药物与疫苗的研制；流行病学家确定其传播途径而制订出隔离等措施；临床医生制订出一版又一版诊疗规范，在确诊方面、在危重病人生命支持方面也有办法，这些都是"西医"的强势之处。然而这些都是针对病毒，从局部出发的，很多一时用不上，如特异药物和疫苗的研制尚需时日。而中医从整体观出发,对付瘟疫,已有千百年理论和经验的积累,如孙思邈的《千金方》、张仲景的《伤寒杂病论》、吴又可的《温疫论》、吴鞠通的《温病条辨》等。通过调控机体:扶正祛邪、宣肺败毒、化痰清热等,在减少轻症变重症、使重症减轻等,已有明显效果。也筛选出金花清感颗粒、

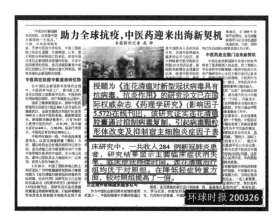

中医抗疫迎来新契机

连花清瘟胶囊、血必净注射液和清肺排毒汤、化湿败毒方、宣肺败毒方等有明显疗效的"三药三方"。据一组284例的随机对照研究,使用连花清瘟胶囊临床治愈达78.9%,对照组是66.2%;发现连花清瘟胶囊对体外新冠病毒有抑制作用,并已在国际杂志发表,从而使中西医结合救治成为中国方案的亮点。总之,中医在对付瘟疫方面已有千百年的经验,强调的整体观念、阴平阳秘、扶正祛邪等已有特色。据报道:中西医结合治疗在核酸的转阴时间上比西医组显著缩短;发热、咳嗽、乏力、咽干、食欲减退等十个症状比西医治疗组明显改善;平均住院时间显著短于西医治疗组。为此,就抗疫而言,对中医和西医应全面看,西医从局部观出发,中医从整体观出发,应有互补的空间,这就是中西医结合。

3)中医抗疫疗效之争根源在不同的哲学思维:从新冠肺炎全球流行来看,我国的患病率和病死率是全世界最低的,应该说,中西医结合是其中亮点。然而对中医参与治疗的疗效始终争论不休,说连花清瘟胶囊临床数据促治愈但转阴作用不大,其中核心问题是否"清除病毒",而没有看到"临床上"病人已经好了。其实早在2003年抗击"非典"期间,著名老中医邓铁涛曾说,中医治疗是"祛邪"(赶走病毒),这和西医强调"杀灭病毒"不同。因此,其区别在于哲学思维,中医更强调和谐共处,这也是笔者在抗疫期间呼吁发挥中西医结合优势的缘由。

目前难以对中医作出准确评价,是因为中医和西医是建立在不同的哲学背景基础上。西医和中医的话语体系也不同。如癌症,西医强调"无瘤生存";中医则只要人活着,有一定生活质量,就算有效,也可包括"带瘤生

存"；笔者确曾观察到中晚期肝癌病人在中医治疗后生存数年，生活质量不错，但肿瘤未见缩小。因此，以西医的评价标准来衡量，很难认可中医治癌的有效性。用西医的"循证医学"来衡量，也难以认可中医的辨证论治，因为处方根据病情变化而不断变更。

（2）从临床疗效看中医和西医

"发展是硬道理"，这句话大家都能认同。对疾病治疗而言，"复衡是硬道理"，估计大家也不会反对。西医的疗效，在前文"1. 现代医学的主要进展"（本书第 128 ~ 136 页）中已有论述，不再重复。笔者曾多次说"不战而屈人之兵"将是医学发展的长远方向。这里打算说一下在 20 世纪下半段我国中西医结合所取得的成果。

笔者是外科医生，那时印象最深的是当年吴咸中院士团队研究的急腹症，中西医结合使大量原先需要手术的急腹症患者免去手术。而且笔者也亲历其中的好处，这就是老伴急性坏死性胰腺炎免除手术引流，至二十余年后离世未见复发；儿子、老伴急性阑尾炎针灸治好，也从未复发；91 岁高龄母亲阑尾炎穿孔致弥漫性腹膜炎，针灸加少量抗生素，9 天治愈，免除手术，至 96 岁离世未见复发。

笔者出身于普外科，偶见痔手术后肛门狭窄，处理颇为困难。20 世纪 50 年代末，中西医结合高潮，笔者考察中医的"枯痔疗法"，见每天用砷剂涂在痔核上，不久便见痔核萎缩，伤口清洁未见脓液；疗程虽长，但没有看到肛门狭窄等并发症。笔者以为，能够免除手术总是受到病人欢迎的，至少在没有手术条件的情况下，增加了治疗的选择。然而这些成果沿用至今的已寥寥无几。心血管疾病的中西医结合治疗研究延续至今，有些已成西医诊疗常规，笔者是外行不敢妄评。

（3）从历史发展角度看中医和西医

笔者不是医史学家，照理没有资格从历史发展的角度来谈中医和西医。然而笔者有幸去过不少国度，参观过不少博物馆。仅就绘画和雕像而言，就感到明显的区别是：西方重形，我国重神。下页左图是达·芬奇在公元1503—1517 年创作的名画《蒙娜丽莎》；下页右图是明代孔子画像。西方重形，据说和古埃及人因制作木乃伊而对人体解剖有所了解，故"形似"。

1）中医和西医最早的理念相仿：如果从我国的《黄帝内经》（前 475年—前 221 年）和古希腊《希波克拉底全集》（前 460 年—前 370 年）算起，

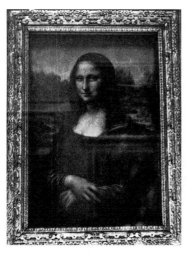
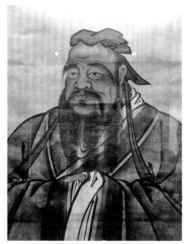

罗浮宫的蒙娜丽莎　　　　　　　　曲阜的孔子像

中医和西医已有两千多年历史，当年两者有很多相似之处，例如整体观、调控失衡等。两者所以有很多相似之处，笔者以为其哲学背景有重要联系。《黄帝内经》明显与老子的哲学思维相同，阴阳五行、天人相应是中医基本理论，认为气血不和（失衡），百病乃生；而希波克拉底提出四体液说也受到一些哲学家的启发，认为疾病是由于四种体液"失衡"，所以失衡，是外界因素影响（天人相应）的结果。我国东汉张仲景（150/154—215/219）著《伤寒杂病论》，奠定了辨证论治的基础，如"四诊"（望闻问切）、"八纲"（阴阳表里寒热虚实）和"六经论治"（脏腑经络学说的临床应用）。而同一时期古罗马的盖伦（129—199）建立了血液运动理论，并对人体解剖结构有诸多描述。似乎自此，中西医便开始沿着不同方向发展。从中医来说，汉代张仲景的《伤寒杂病论》创立了中医治疗学的先河，后世历代医家在此基础上不断发展提高，各种流派的产生，使中医治疗展现出百花齐放的景象。而西医，由于唯心主义哲学观的主导地位，在 15 世纪之前并无很大的发展，尤其在治疗手段上，西医的放血疗法甚至延续到 19 世纪。

2）工业革命、科学发展和分科细化使西医发展与中医分道扬镳：西医发展明显的分水岭，如前所述的原因，是在欧洲文艺复兴及其后的工业革命。1543 年，比利时的维萨里（Vesalius）发表《人体结构》，医学进入了器官水平。1628 年，英国的哈维（Harvey）发现血液循环，是生理学的开端。18 世纪医学采用实验研究日多，莫干尼（Morgagni）建立了病理解剖学。1858 年德国魏尔啸（Virchow）的《细胞病理学》的问世，医学进入细胞水平。19 世纪法国巴斯德（Pasteur）和德国科赫（Koch）发现传染病由细菌引起，加上后来抗生素和磺胺的发现，使一些传染病得到控制，奠定了微生物学和免疫学的基础。麻醉药、无菌和灭菌的进步，出现了现代外科。1953 年沃森（Watson）和克里克（Crick）发现遗传物质 DNA 的双螺旋结构，使医学进入分子水平。人们可以从基因水平认识和治疗疾病，出现以分子水平个体化治疗为核心的"精准医学"。加上科学技术的迅猛发展，尤其是电脑的应用，使西医加快了前进的步伐。到了 21 世纪的今天，诸如干细胞、RNA 修饰、大数据、互联网、人工智能、3D 打印、纳米技术、量子通信和云计算等，都深刻地影响着现代医学的发展。如前所述，西医的迅猛发展还得益于分科的细化以及学科的交融。然而也正如比利时诺奖获得者伊·普里戈金所说，由于"拆零"而忽视了整体，忽视了与周围的相互作用。

3）中医仍然在中华哲学基础上发展，但没有与现代科学相结合：相比之下，明清时期的近几百年，中医仍然在原先的轨道上前进，没有离开中华哲学基础，没有离开整体，没有离开实践，重视实证研究，继续在实践中深入。明朝李时珍的《本草纲目》载有药物 1 892 种，已流传至国外。明代还有张介宾的《类经》和《景岳全书》，为温补学派，强调治本。温病学说的形成，可以说是当年中医理论的一个发展，如明末吴又可的《瘟疫论》，到清代叶天士的《温热论》，等等。然而在这个过程中，如前所述原因，中医的进展没有出现现代意义上的科学性的发展，即在理论上的总结、归纳和统一。从而当西方医学传入中国后，虽有如张锡纯的《医学衷中参西录》等努力，但最终没有能和其相结合。从而中医与西医不仅有着哲学思维上的区别，也逐步缺失了与西医对话的共同语言。

（4）从中华哲学思维的角度看中医和西医

《道德经》说"有无相生，难易相成"，提示任何事物都是对立统一、相互依存的，如果没有"难"，"易"就不复存在；又说"反者道之动"，提示运动总是向相反的方向。《矛盾论》说："一切矛盾着的东西，互相联系着，不但在一定条件之下共处于一个统一体中，而且在一定条件下互相转化。"换言之，所谓"阴阳互存"，就是"阴"和"阳"既对立，又相互依存，相互制约，而且相互转变。因此，要全面看问题，不能只看"阴"，不看"阳"；更不能静态地看"阴"和"阳"，因为"阴"和"阳"不断在互变；而"阴阳中和"便是我们如何应对事物"失衡"的大法。

1）从"阴阳互存"的角度看西医和中医可以互补：大家知道，"阴阳互存"可以衍生为"局部与整体""微观与宏观""精准与模糊"等，无穷无尽。当我们比较西医和中医时，就会看到：西医重局部，中医重整体；西医重微观，中医重宏观；西医重形，中医重神；西医强调精准，中医善用模糊；西医善于侵入，中医强调非战；西医强于攻邪，中医重视扶正；西医强于以硬碰硬，中医善于以柔克刚；西医强调消灭，中医重视改造；西医偏于速效和短效，中医则常缓效和长效；西医的发展是从理论到实践，中医的发展是从实践到理论；如此等等，如果从"阴阳复阴阳"的角度，还可衍生出无数。毛泽东说："研究问题切忌主观性、片面性和表面性。所谓片面性，就是不知道全面地看问题……或者叫只看见局部，不看见全体，只看见树木，不看见森林。"为此，两者不是互相取代，而是互补，所以中西医结合治疗，很难说谁为主角。

2）从"阴阳互变"的角度看西医和中医必将互变：《矛盾论》说："一切矛盾着的东西，互相联系着，不但在一定条件之下共处于一个统一体中，而且在一定条件下互相转化。"从上面看到，中西医各有所重，然而都不全面。为此在一定时机将出现相互转化，相互转化可以在西医或中医内部，也可发生在西医与中医之间。笔者是西医，虽然懂些中医皮毛，但治疗癌症基本上是用西医的办法，有时也合并一些中医治疗，但没有全面系统用过中医治癌，所以没有太多发言权。笔者的印象，例如对早期癌症西医采用消灭肿瘤的办法较多，但消灭后在预防复发转移时我们的实验研究提示中医有用。对中晚期肿瘤，当前分子靶向治疗的兴起，确实进一步提高了疗效，但笔者以为中医仍有其特点，肿瘤虽未消灭，但不少病人活着并有一定生活质量。笔者搞肝癌早诊早治，至少到目前为止，遇到患小肝癌的病人，只要身体允许，手术（侵入）还是首选；然而如果肝癌较小，也许射频消融或立体定向放疗（非侵入的消灭疗法）将取代手术；如果早诊早治进一步推进，肝癌更小，而药物（尤其是中药）可以有效抑制，则"不战而屈人之兵"（改造疗法）变成选项，因为事物总是不停顿地在变。

3）从"阴阳中和"角度看我们该如何对待西医和中医：前面说过，"中和"可理解为顺应自然、和谐、协调、复衡、和平共处。尤其在事物处于明显"失衡"状态时，"中和"是应对的一条途径。当然"中和"也可自然到来，因为"阴阳中和"本身就是自然法则，而如果加上我们的推动，转化可能更早出现。所谓"推动"，笔者理解就是《系辞》所说"刚柔相推，变在其中焉"。就是说西医和中医需要在实践中不断"碰撞"，互相取长补短。笔者写这本书，也带有希望推动创建中国新医学的目的。

前面已经从四个方面探讨如何正确看待西医和中医，由于双方基于不同哲学观的背景，其发展都值得我们重视，各有所长，也各有所短。为此，从"阴阳互存"的角度，不能只看西医，不看中医；反之，也不能只看中医，不看西医。再者，从"阴阳互变"的角度，两者在一定时机，必然会看到本身的不足，而向其对立方向转变。"阴阳中和"是我们当前具体对待西医和中医的方针，换言之，就是中西医要相向而行，取长补短，协调共处。

四、中西医结合，任重道远

中西医结合是创建中国新医学的重要内涵，笔者以为这需要上百年甚至几百年的时间。首先西医和中医要有一些互相能懂的语言才能沟通；还要有接近或相通的哲学思维才能接受；更要有相向的努力才能达成。而当前我国西医处于主导地位，为此还要西医对中医有一定的认识（西学中）；由于这是一个复杂的系统工程，更要有对西医、中医和科学前沿都有深厚造诣的高级人才；而关键的"西学中"还要克服民族虚无主义倾向。所有这些将是一个漫长的、曲折的过程。然而中华儿女奔"中国梦"的决心不会变，中华民族对世界有所贡献的雄心不会变，尽管"任重道远"，但这个目标一定能够达到。

诚然，笔者既非"西学中"，对中西医结合又缺少研究，照理难以针对这一复杂的问题参与讨论。幸好上海科学技术出版社赠数本相关著作：《沪上中西医结合名家访谈录》《中西医结合的未来》和《百年中医史》。后来又送笔者几本关于中国传统哲学与中医学理关系的书：《三才思想——人与天地相参》《中和思想——合的追求》《意象思维——援物取象比类》以及《变易思

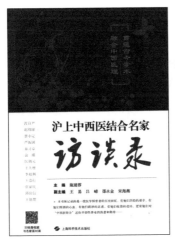

中西医结合有优越性

《中西医结合的未来》

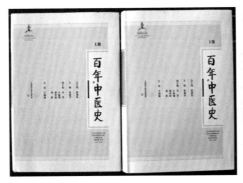

《百年中医史》

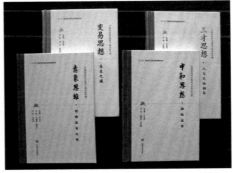

中国传统哲学与中医学理

想——生生之道》。笔者还高兴地看到主要由南京中医药大学几位学者主编的《中西医结合的未来——从联合走向融合》,这本书梳理了中西医结合的历史、现状、争议与未来。

　　看来中医和西医在哲学观和方法学方面有巨大的差异,然而中国客观存在着中医和西医,中西医结合有无可能、如何结合,是不得不思考的问题。笔者高兴地看到,尤其是通过新中国成立以来的努力,中西医结合已经有了雏形。在医疗上、教学上、学术刊物上,都有了一定的阵地。中西医结合临床已有了一定的规模,中西医结合研究也有了不少成果。国家对中西医结合的投入也有所增长。诚然对中西医结合的争议也不断,笔者以为,重要的是对中西医结合未来的构思。

1 要克服"语言不通"的问题

中西医结合会面临诸多问题，要不要结合，能不能结合，如何结合，等等。然而就像中国和外国谈判，要有翻译，也就是解决语言不通的问题；中医"意象思维"的内容，即使语言通也不一定能懂，要探索用科学语言来表述；中医辨证论治异常复杂，变数多，需要"大数据"和"机器学习"等科学前沿来帮助翻译；而这个翻译过程就十分复杂；为此中医理念用现代科学语言来表述，是一个长期复杂的过程；早年的"西学中"专家已年迈或离世，也增加了中西医结合的难度，所以说中西医结合任重道远。

（1）语言不通是中医和西医交流的首要问题

抗日战争胜利后，笔者1946年初从澳门来到上海，恰巧遇到高中插班考试，得以进入上海育才中学就读。然而身为广东人连一句上海话都听不懂，幸好班上一位同学会广东话，帮笔者做翻译整整三个月，笔者才学会讲上海话。为此，广东人到上海要学上海话；所以中西医结合，首先需要克服中医和西医语言不通的问题。当然西医要学一点中医的语言，中医也要能讲一点西医的语言。早年连毛泽东都说："医道中西，各有所长。中言气脉，西言实验。然言气脉者，理太微妙，常人难识。"确实"阴阳五行"并非人人能懂。正如"中华哲学思维"，如果用"易""道""阴阳"来表述，也常导致误解，以为是迷信，是算命。而毛泽东则用"矛盾"来代替，这样常人便能懂。钱学森也说："中医理论讲阴阳五行，令人望而生畏！""所以当务之急是要搞中医理论的现代阐述，用马克思主义哲学来除去中医理论中的糟粕，用现代科学语言来表述。"然而要达到这个目标，非朝夕之功。

（2）中医"意象思维"（取象比类）的内容要探索试用现代"科学"语言来表述

前面说，中西医结合"更要有相向的努力才能达成"。笔者以为，最起码就是能将中医最基本的理论通俗化。而要通俗化，至少需要部分"现代"化，这样就需要很长的时间。中医的基本理论，例如："四诊"（望、闻、问、切），"八纲"（阴阳、表里、寒热、虚实），"藏象"（五脏：心、肺、脾、肝、肾；六腑：胆、胃、小肠、大肠、膀胱、三焦），"经络"（十二经脉），"气、血、津液"，"六淫""七情"，治则的"八法"，等等。当然还包括"阴阳五行""天人相应""形神并重"等内容。

以中医的辨证论治为例,就是通过"四诊",作出"八纲""脏腑"辨证,再进行治疗。有人说,不同的老中医,四诊的结果是否会有差别。这就需要通过多位老中医的四诊做出的八纲辨证,用大数据做出衡量。然而这个过程就有无限变数,例如"望诊","有神"和"无神"如何量化? "切脉"的脉弦有什么客观指标? 等等。接下来"辨证",到底是"虚证"还是"实证",它们各自的现代科学含义是什么? "虚证"里又要辨出哪个脏腑,如果是"肾虚",那么中医的"肾"在现代科学又是什么? 还要辨出"肾阳虚"还是"肾阴虚",如果是"肾阳虚",现代医学是什么意思? 等等。

笔者高兴地看到《访谈录》中沈自尹院士的工作:"肾阳虚病人尿 17-羟皮质酮水平都是低的,说明肾阳虚病人都有一定程度肾上腺皮质功能低下情况。而肾上腺皮质受到垂体的控制,垂体又受到下丘脑的控制,所以下丘脑-垂体-肾上腺皮质,这是一个轴。为此,肾阳虚病人的下丘脑-垂体-肾上腺皮质功能是混乱的。"这样,西医就能听懂"肾阳虚"大概是什么意思。

再如对"经络"的表述。前面说过,笔者在 20 世纪 60 年代初,担任上海市针灸经络研究组秘书期间,跟随老中医陆瘦燕学习。笔者通过学习《黄帝内经》,撰写了《学习内经后对"经络现象"的初步认识》的学术论文。认为:"全身的内脏和各种功能,分别与外周 12 个区域(十二经脉)有特定联系,这些区域包括皮肤、肌肉、血管、神经等,是一种功能性的联系。刺激某一特定经脉的穴位,便可引起相关内脏和相关功能的变化,这些联系和现代医学的节段分布不完全一致,从而为生理和病理生理提供了新线索,并有助疾病诊治。"为此,不可能找到如同经脉走向的"经络解剖结构";那时的认识,到底是通过神经还是体液来传递,需要进一步研究。后来笔者儿子、老伴和母亲的急性阑尾炎都是用针灸治好的,提示针刺"足阳明胃经"的足三里穴,在"得气"后留针(泻法),可导致阑尾运动的改变,有助排空堵塞并抑制炎症,这些都有试验和临床证据。后来笔者看到上海中医药大学严振国教授的工作,他们发现针刺足三里穴,出现腺苷三磷酸酶、乙酰胆碱酯酶、乳酸脱氢酶等增加,通过代谢,增强免疫。最近笔者又看到张伯礼院士主编的《百年中医史》中有关经络研究的内容:如发现"低阻经络",发现高振动声线等有关的"实验经脉线"。除电阻和声学外,还有从光、热、磁、力学等进行研究的,都发现经络的客观存在,但没有特定的组织结构。这样西医对"经络"可能就会有一点印象。

然而"意象思维"的东西如何用现代科学语言来表达确非易事，因为正像老子所说"道可道，非常道"，能说清楚的就不是真正的"道"，很多东西只能意会，难以言传。

（3）试用"大数据"和"机器学习"等科技前沿的帮助，从模型角度入手可能是中西医语言互译及交流的手段

然而要将中医"意象思维"的内容，"翻译"成现代科学语言文字，是难之又难的。关键是中医模型的体系是两千年前建立的，与现代科学的语境完全不同，直接语言翻译虽有一些人尝试并取得了一些成果但困难较大。而在科技发展迅猛的当下，儿子汤特年还提出：可以用大数据和机器学习等方法从模型的角度入手来实现；"大数据"是指在一定时间内用常规软件工具对其内容进行抓取、管理和处理的数据集合；"大数据技术"是指从各种各样类型的数据中，快速获得有价值信息的能力；而"机器学习"的含义是专门研究计算机怎样模拟或实现人类的学习行为，以获取新的知识或技能，重新组织已有的知识结构使之不断改善自身的性能。通过大数据和机器学习的方法，可以先开始建立中西医各自的医学模型，而正是采用了共用的模型语言，使中西医有了可以进行平等沟通的平台，并在不断完善模型的过程中，找到中西医统一的理论基础。

作为软件架构师，他设想了一个建模的简约框架。① 对同一病人进行中医及西医的检测（采用统一规范检测列表）：中医检测包括望闻问切，检测由2～3名中医专家及四诊仪以及尽量多的现代检测手段同时进行。西医检测包括病人主诉、生化、病理、影像等指标。与目前西医分科诊治的方式不同，检测需包括病人全身各脏器的功能水平。所有定性定量数据以及辅助材料如影像资料等皆存入共享数据库。② 中西医对同一病人的检测结果进行辨证/辨病。中医给出至少一个基于辨证模型（八纲、六经、脏腑、三焦等）的辨证结果，西医给出病症病名。③ 中西医同时给出治疗手段，病人任选中医或西医。④ 一个疗程后回到前面①，并循环直至治疗结束（或包括后期随访）。⑤ 用以上数据及结论，同时构建中西医的机器学习模型。初期以专家系统为目标，验证修订中西医各自的"辨证/辨病机器学习模型"。中期以智能系统为目标，结合检测手段更新，逐步扬弃人工诊断（如专家脉诊等）来验证修订中西医各自的"治疗机器学习模型"。后期以统一系统为目标，建立统一的人体医学辨证/辨病治疗模型。

关于中医模型:以中医经典理论模型为起点,同时纳入经验数据库及试验数据以训练机器学习。经验数据为中医经典文献病历数据,试验数据为现实控制病历数据(上文①至④),数据包括了检测数据、辨证/辨病数据及治疗数据。通过两组数据的学习以及交叉比对,可对中医经典理论模型进行验证修订,并设法找出与现代检测手段数据的关联性。同时,试图在中医经典模型间建立关联,以建立统一拓展的中医模型。强调中医模型的黑箱属性及辨证论治的整体性不变,同时借助检测手段的提高以及检测数据的关联,使中医的治疗逐步白箱化。

关于西医模型:以现代医学理论为基础,建立人体子系统模型。子系统模型有各自的病症及治疗数据等,而各子系统间必须共享统一的检测数据。如病人有多子系统疾病则均由这统一的检测数据所表达。对统一检测数据在各子系统模型中表达的交叉分析,可考察子系统间的联系及相互影响,以提高对治疗的多向性考虑。并试图建立统一的人体白箱模型。在模型的机器学习过程中,同时试图在数据关联中找出未知机制的黑箱模型。强调西医外科治疗手段因其强烈的外部性,需在模型上做某些必需的特殊处理,以反映人体缺陷所产生的人体自调节或自愈功能。

(4)中医理念的现代科学语言表述,是一个长期复杂的过程

上面复杂的"建模"过程是儿子汤特年作为非医学的"外行"提出的。整个过程的实施将是一个包括多学科、多行业的共同参与,以及物力、人力及时间的复杂巨系统工程。虽然笔者至今仍难以完全理解,毕竟隔行如隔山,但医学尤其中医学本身就是多学科的,如《黄帝内经》对学医之人的要求就是要"上知天文,下知地理,中知人事",这在现代科学体系中自然就要求多学科的参与。既然中西医结合的实行将是一个多学科、多行业的系统工程,笔者认为能听取一些"外行"的建议是非常必要的。这也是笔者认为真正的"中西医结合"可能要上百年甚至几百年的时间来实现的原因。不过令人高兴的是,从1958年毛泽东提出"中国医药学是一个伟大的宝库,应当努力发掘,加以提高",并落实了"西医离职学习中医班",半个多世纪以来,我国中西医结合的研究已有长足发展。

笔者翻阅张伯礼院士主编的《百年中医史》,看到中医基本理论的现代科学研究已有不少成果。①"四诊"方面,如舌诊、脉象研究已有不少成果。②"八纲"方面,如发现寒热证与神经、内分泌有明显联系。③"脏腑"方面,如

沈自尹院士的肾本质和肾阳虚的研究，脾本质也有诸多研究。④ 血瘀证与活血化瘀研究，因为与心血管等疾病研究密切结合，已有更多成果并用于临床。⑤ 针灸研究，由于针刺镇痛和针刺麻醉的应用，曾长时期成为研究热点。根据这些研究成果，完成钱学森倡导的，写一本很初步的通俗介绍中医的书是可能的，至少可让我国西医对中医有粗浅的认识。

（5）为什么说中西医结合"任重道远"

前面说过，中西医结合面临着语言不通的困难。而解决这个困难不是简单进行翻译，在当今西方主导的科学话语体系之下，因其背后是西方哲学的历史根基，所以用现代西方医学的概念来解释中医学是很难解释通的。因为中医学的背后是中华哲学思维的根基，所以简单地用现代西方医学的话语来翻译中医的话，那就丢掉了其中华哲学的根基从而也就失去了自身发展的可能性。

例如，中医认为"肺（脏）与大肠（腑）相表里"，为此可以通过"泄腑"来减少肺部的痰液，即排便祛痰。然而中医的"肺"与"大肠"是中医脏腑的概念，不同于西医器官中的肺和大肠，西医的肺和大肠并不相通，很难想象如何用西医的话语来解释中医。

因此需要建立一个可以同时包含中西医的新话语体系，在这个新的话语体系中可以这样假设，中医的"痰"是人这个黑箱系统的"痰"，而西医的痰是人的器官肺由实验证实细菌产生的白箱系统的痰，西医消炎化痰是肺科的白箱治法，而中医排便祛"痰"则是辨证论治的黑箱治法，而两种治疗结果最终都要到黑箱进行验证。可以看到在这个话语体系中，方法是多样的，结果是开放的，现代技术手段可以被用来不断探究人这个黑箱以发现更多的白箱，如果哪一天搞清楚大肠的黏液与肺部的痰液之间的关系，就能让"排便祛痰"这一治法白箱化；而用人与自然建立的黑箱模型则承载着中医思维中的两套循环以及中华哲学思维的精髓。

为此，话语体系或者话语权之争不仅是"怎么说"的技术问题，而更是"说什么"的思维观念问题，是背后的哲学思想的竞争。因此，对中医传统的"翻译"或现代化过程，所设计的话语体系要达到既看得懂又能完整保留其精髓是关键，而我们知道这个精髓正是中华哲学思维。为此，发现、发展和发扬中华哲学思维，任重而道远。

任何事物都需要一分为二地看，早年的"西学中"专家均已年迈或已离世，而后来这种高级的"西学中"途径几近中断，大多变成"中学西"。而

"中学西"又常偏于中医西医化,不时地离开中医的核心理念。加上现代科技的井喷式发展,需要有既懂西医、又懂中医、还要懂科技前沿的人才,更是一个新的难题。这也正是笔者写这本书的初衷:就是想强调习近平总书记提出的"文化自信"。因为从方方面面看,包括中国的崛起,都隐含着中华哲学思维的背景。而中医正是在这种思维背景上发展起来的医学。当然任何医学都会有其精华和糟粕,也需要去粗取精。

在结束这一段时,笔者还要引沈自尹院士的一段话:"现在全国的中西医结合都比较散,缺乏一个很好的总体领导;同时还缺乏一些支持,领导的支持,例如科研经费。如果只是靠自发的、散在的,中西医结合恐怕不会有很大的发展。"笔者以为,中西医结合是一项复杂的系统工程,党和国家的领导、导向和支持便成为重要的关键。

2 要有接近或相通的哲学思维基础

我们每天都在用电脑,都体会到电脑的硬件和软件缺一不可,而且还要匹配。我们也知道哲学是人类对事物本质研究的最高手段,而中西医哲学背景迥异,其哲学思维能否接近,是一个复杂的问题,如果不"匹配",中西医结合就无从谈起。其实中华哲学既深奥,又简单,应该对整个医学(包括中医和西医)都有启发意义;而中医本身就是中华哲学的传承和体现,所以重点是西医要逐步接受中华哲学理念。当然还有一点很重要,因为中医大量是"黑箱"(临床有效,而不求弄清机制),而西医则强调"白箱"(弄清机制再应用),如果两者没有"相向而行"的愿望,中西医结合也难以达成。

(1)中西医结合,医学"硬件"和"软件"缺一不可

笔者从医六十余年,前大半辈子关注医学"硬件"(医学理论与技能),到了耄耋之年,深感"软件"必不可少。1979年中美建交,笔者因团队在肝癌早诊早治方面的进展,赴美领取美国癌症研究所"早治早愈"金牌奖,有幸从美国带回当年最新的"APPLE Ⅱ PLUS"48K的微电脑。但当年没有现在的各种软件,笔者花了半年业余时间编写程序,才能进行简单的病例资料储存和分析。所以电脑硬件与软件相辅相成,缺一不可;硬件是基础,软件是灵魂。下象棋兵力(硬件)相当,而取胜靠棋艺(软件)。中国崛起,离不开中华文明,而文明的核心是中华哲学。《易经》《道德经》《黄帝内经》

《孙子兵法》《矛盾论》和《实践论》都是中华哲学的代表作。无论表达为"易""道""阴阳"或"矛盾"，都是中华哲学的根基。

（2）哲学是人类对事物本质探究的最高手段

哲学指导科技发展，当然也指导医学。例如，2020年新冠疫情已让人们反思，人类要与大自然和谐相处，因为自然法则的存在是"不变"的，是不以人的意志为转移的，人类对大自然的过度干预，必然会受到大自然的报复。人类需要思考如何与大自然和谐相处，已经到了"刻不容缓"的程度。笔者年已九十，曾经风雨，也感到惊心动魄：新冠肺炎席卷全球；西伯利亚高温曾达38℃，恐将永远失去冻土；日本暴雨成灾；鄱阳湖也遇洪水。

这样看来，科学发展也好，医学发展也好，都需要哲学的指引，需要一分为二地看问题，需要研究"阴阳中和"。换言之，不是不要发展科学，而是要研究如何做到"阴阳中和"。用普通的语言说，就是如何做到"适度"，工业过度发展是导致气候反常的元凶，所以要适度；科学的发展，也同样是一分为二的，如核能、人工智能、基因编辑等可能容易"脱轨"的研究，甚至会增加面临人类末日的风险。而如何达到"阴阳中和"，需要不断通过反复实践来取得，而且这种"中和"，也只是暂时的，因为"阴阳互变"永不停息，新的失衡又会出现而需要新的"阴阳中和"。中医和西医，也同样需要在不断的碰撞中，取得和谐或协调。

（3）中西医的哲学背景迥异，其哲学思维能否接近，是一个复杂的问题

从前面的文明、科学发展历史可见，西方科学（包括医学）是在西方哲学包括希腊哲学、经院哲学及近代哲学中发展出来的；西方哲学因其发展时期及地域的不同，与中国哲学有着根本的不同。除前述的中西哲学各自的长短外，中国哲学提倡的是"天人合一"。人是自然界的一部分，人的生存需遵循自然规律，并在其中找到适合自己的位置。而西方哲学认为，自然是造物主创造的，人是受造物主之托来管理自然的。简言之，中国的传统哲学，主要是"易""道"，即变化之道。① 自然是"道"，是不以人的意志为转移的，人只是自然的一部分而已；而西方哲学认为，自然是上帝为人类创造、是为人类所用的。② 自然是不断变化的，任何现象或规则都只是暂时的，只有顺应自然的变化才是人的生存之道；而西方哲学认为自然有一个永恒不变的法则需要被发现。③ 自然的变化永远是对立互变，盛衰好坏可互相转换，找到动态平衡的"中"是顺应变化之道；而西方思维属于非此即彼、非彼即此的

二元对立思维。

中西医的发展都与其各自的哲学背景有密切联系，但中医和西医的哲学背景如此悬殊，最终能否互补，是一个复杂的问题。或如老话所说，性格迥异的个性才能成为最好的拍档；正因中西哲学的差别巨大，也因此可以看到互补的可能性也是巨大的。笔者以为，钱学森所说"我们要从机械唯物论的西医走到辩证唯物论的新医学"也许是创建中国新医学的关键。

（4）中华哲学既简单，又深奥

笔者对中华哲学思维的粗浅认识，就是"不变、恒变、互变"六个字。自然法则，即"道"，其存在是"不变"的；"道"是永不停息的变，即"恒变"；变总是对立双方的"互变"。"阴阳中和"，恢复和谐、协调或复衡，既是自然法则，又是处理自然和社会问题的大法。换言之，要顺应自然，要全面看问题，要一分为二看问题，要动态看问题，和谐相处、协调应对、恢复失衡是处理自然和社会问题的重要原则，当然也包括医学，而反复实践才能检验其正确与否。

哲学看似深奥，而《系辞》说"百姓日用而不知"。前已说过，三国演义开篇便是"天下大势，分久必合，合久必分"，这就是"分"与"合"的互变。医学取得成效者多符合哲理，而失败或最终淘汰者常有逆于哲理。因此，如果学一点中华哲学，在医学上就可能少走弯路，进而有助创中国新医学。笔者之所以写这本书，是希望结合医学发展，对中华哲学有深一点的领悟。

（5）中华哲学对整个医学的处治，同样有启发意义

例如"生老病死"是"不变"的自然法则，不仅人有"生老病死"，动植物有，非生物也有，只是周期不同而已。《孙子兵法》说"百战百胜，非善之善者也；不战而屈人之兵，善之善者也"，提示医学对病的"非战取胜"的大方向值得探讨。2020 年《自然》（Nature）一文称非药物干预使我国新冠肺炎病例得以大幅降低。确实，我国基本控制疫情靠的是"非战取胜"，而不是依靠杀灭病毒的药物，因为还未问世。

中华哲学认为"阴阳互存、互变"，局部与整体既互存，又互相影响。我们不能只看局部，不看整体。如果现代医学能借鉴中华哲学思维，将可能在局部的基础上，再充实整体的领域，从而更加全面。这也是笔者认为中西医有互补的空间，而不是完全对立的，是中西医可能结合的哲学基础。归根到底如老子说"为无为，则无不治"，笔者体会"无为"不是无所作为，而是不

做违反自然法则之事。我们有如此深厚的文化底蕴，真是值得珍惜。

写到这里，笔者看到校友，上海市中医药研究院匡调元研究员的一段话："中医注重整体、注重功能，而西医着重结构、着重局部，而整体和局部是辩证统一的，离开了局部没有整体，离开了整体没有局部，中西医结合就是把整体和局部相结合。"这和上面笔者所说的完全一致。他又说："中西医结合就是将东方文明与西方科学相结合，创造人类一个新文化。"又说："我们目前主要的问题是缺乏继承，缺乏继承中国传统文化。"笔者以为，这就点到了我国医学的要害。

前面钱学森曾说："我们要从机械唯物论的西医走到辩证唯物论的新医学，这是人体科学的任务。"笔者也以为，西医尽管发展迅猛，但"机械唯物论"的影响仍处处可见。例如"多益"思维，常导致"过犹不及"。工业化的"过度"，森林砍伐的"过度"，其负面问题已明显可见；对付传染病的追杀"过度"，导致超级细菌；运动"过度"导致免疫功能下降，等等，在医学上也屡见不鲜。笔者强调"阴阳中和"，就是提倡"适度"，如果没有这样的哲学思维，将难以接受很多中医的基本理念，中西医结合也就无从谈起。

（6）中医理念是中华哲学思维的传承和体现

前面说过，上海科学技术出版社所赠的"中国传统哲学视域下的中医学理"丛书，其四个分册的内容提要中都指出，中医药文化植根于中华传统文化，体现着中华传统的哲学思想、思维方式和价值观念；丛书以中华传统经典哲学思想为着力点，从三才（人与天地相参）、变易（生生之道）、中和（和的追求）、意象（援物取象比类）四个方面，探讨中华传统哲学思想与中医药文化的联系。笔者以为，这正是中医基本核心理念的根基，值得西医参考。

（7）中医使"黑箱"变白一点，西医部分接受"黑箱"的结果，中西医结合才有可能

中医历来使用"黑箱法"（实践有效，而不求弄清机制），例如通过"四诊"判断出是"虚证"还是"实证"，采取"虚补实泻"的治疗，从而取得疗效，但并不清楚"虚证"和"实证"的现代科学实质是什么。西医则采用"白箱法"（弄清机制再实践），通过现代科学技术，例如 CT，弄清这个所谓"实证"是肺炎，然后再用合适的抗生素治疗。"黑箱法"是"意象思维"的结果，"白箱法"则是还原论和机械论的结果，同样反映不同的哲学思维背景。两者要互相承认，只有两者都有相向努力的意愿才能达成。也就是说中

医要尽量弄清"黑箱"的现代科学实质，并使其部分"白箱"化；而西医要认识到"黑箱"存在的必然性，至少要部分接受"黑箱"的结果，如同抗疫中连花清瘟胶囊的疗效，虽然没有直接杀灭病毒，但病是治好了。

3　要克服民族虚无主义

民族虚无主义思维在医学领域有影响，原因有三：一是对当前井喷式科技（包括医学）发展缺少一分为二的认识，导致对中华文明的不自信；二是对传统医学欠学习；其三，归根到底是对中华哲学的不了解。

（1）对井喷式科技发展缺少一分为二的认识，导致对中华文明的不自信

毋庸置疑，近百年科技呈井喷式发展，医学也因分子生物学而进入"精准医学"时代，相比之下传统医学似没有如此辉煌的业绩。但冷静思考一下，科技井喷是一把双刃剑，也需一分为二来看。工业化带来气候危机，对历次疫情的发生难辞其咎；核聚变突破引来人类末日风险；塑料导致生态灾难；精准医学使医学向修理机器进一步深入，人性化式微；如果基因编辑失控，将导致人类遗传毁灭，等等。然而如不紧紧跟上，科研经费申请不到，晋升也无望。所以从"阴阳中和"的角度，不是不要工业化，不是不要研究核聚变，不是不要应用塑料，不是反对"精准医学"，也不是反对基因编辑的研究，而是通过不断的实践检验，找出什么才是"适度"。

（2）对传统医学欠学习

两千多年前的《黄帝内经》还有用吗？ 20 世纪 50—60 年代在毛泽东的倡导下，一批西医专家深入学习中医，笔者老伴便是其一。半个世纪看到她确实治好一些西医治不好的病。作为外科医生的笔者，家人生了需外科治疗的病，不少是用中西医结合办法免去手术。加上也粗略读过《黄帝内经》，做过有限的实验与临床研究，确感"中国医药学是一个伟大的宝库"没有错。

诚然，对中医也要一分为二，传统医学也确有精华与糟粕；近百年中医也屡遭西方经济文化的强势影响，而未能稳定发展；近年"中学西"，也削弱了持续向纵深发展的力度；还有偏离中医核心理念的倾向，等等。我们也不能怪报刊上对中医的批评，因为多数批评者都没有学过中医，缺乏了解，缺乏一分为二的分析。然而笔者以为，作为中国的医生，对祖先的医学遗产一无所知，也说不过去，还是应该有最基本的学习认识。

（3）民族虚无主义是对中华哲学缺乏认识的表现

过去以为中华文明比世界其他古文明要晚，看了良渚考古遗址，中华文明五千年一点不假，最近河南也发现约距今 5 300 年的"河洛古国"遗址。无论从中华文明从未中断，还是中国崛起，都隐隐看到中华哲学的身影。所以要克服民族虚无主义，必须对博大精深的中华哲学有所了解。习近平总书记说："文化自信是一个国家、一个民族发展中更基本、更深沉、更持久的力量。"尤其在井喷式科技发展（包括现代医学的发展）的当下，如果不自觉增强文化自信，克服民族虚无主义，就难以主动去学习和领会中华哲学思维，不然用西方的语境来看中医，是难以认同的；同样，以中华哲学思维语境看西医，同样感到不全面。因此，笔者呼吁要取长补短，这样才能创建中国新医学。

4 要有相向的努力

既然中西医结合是一个复杂的系统工程，又是践行"中国梦"保障人民健康，并可能对世界有所贡献的大事情，只有中西医相向努力，紧密团结协作才可能达成。同时，还需要多方面（包括外行）的关注，才能更为全面。

前面曾说，广东人到上海要学上海话，不然就无法交流；反过来，上海人到广东也要学广东话。前几年笔者到深圳，以为大家都要讲广东话，出乎意料大家基本上都是说普通话。原来到深圳有来自全国各地的，有上海人、福建人、北京人、四川人等，只有讲普通话大家都能懂。这好比笔者到过 25 个国家，讲英语便能大体上沟通，因为各个国家都有懂英语的人。所以中西医结合"相向的努力"，也需要有一个共同的基础，笔者以为这就是"中华哲学思维"。

（1）提倡"百花齐放，百家争鸣"

中西医能否结合，如何结合，始终是争论不休的问题。笔者以为，要提倡"百花齐放、百家争鸣"。如果大家都能站在中华哲理的立场上，真理只会越争越明。诚然，处在不同的岗位上，由于知识面和视野的不同，会有不同的看法和思路。从毛泽东和钱学森的角度，从中医的角度，从西医的角度，从"西学中"的角度，从病人的角度，从人民大众的角度，从哲学家的角度，从科学前沿的角度，包括从笔者儿子（软件架构师）的角度，等等，肯定都会给出不同的看法和思路。然而正是这些不同的看法和思路，才可能使中西医结合的构思更为全面和完善。

（2）鼓励不同模式的探索

毛泽东在《实践论》中说"真理的标准只能是社会的实践"，所以究竟何种中西医结合的构思更正确，只能通过实践去检验。笔者以为，只要能提高疗效，能使病人康复，应该允许不同模式的探索。请注意，笔者这里用了"康复"，而不用"治愈"，是因为从中华哲学的角度，"生老病死"是自然法则，"病"是机体明显的"失衡"，治疗主要是"复衡"，恢复正常生活，而不是"消灭疾病"；不然很多中医或中西医结合的疗效就难以被认可。

中西医结合在过去的历史中已出现多种不同模式的探索。早年如张锡纯就曾著有《医学衷中参西录》。不久前笔者收到石家庄张士舜教授赐笔者的《医学参西衷中录》，就是从中医角度进行中西医结合的一种思路和探索。前面说过的《沪上中西医结合名家访谈录》，就是从"西学中"角度进行中西医结合的探索。赵玉男主编的《中西医结合的未来——从联合走向融合》，书中的第一篇便是"中西医结合的历史回顾"，这里就无须赘述。

2020年抗疫期间，笔者看到记者采访北京中医医院院长刘清泉教授在其所著的一本书中提到"把呼吸机当作人参、附子来用"，笔者以为，"以中医之道驭西医之术"是很有启发性的思路，也是中西医值得合作研究的问题。笔者以为，"以中医之道"实质上就是"以中华哲学思维"来指导西医之术。但前提是需要对常用的西医治疗手段和药械，弄清其中医属性和功能类别，才能用"中医之道"来应用。笔者在88岁那年做了疝修补手术，术后即感到稍一活动便出大汗。如此大手术，是否相当于"破气破血"的作用？放射治疗是否也带有"破气化瘀"之效？耄耋之年，笔者流感发热，曾用过左旋氧氟沙星，用后发热退，但白沫痰不断，咳嗽难卧，人感虚弱不堪，所以抗生素是否属苦寒之品，为"清热解毒类"？治疗癌症的化疗药，是否也属"破气破血，软坚散结"之品？吸的氧气是否相当于"补气"药？吊的葡萄糖盐水是否属于"补阴"之品？高血压病人服用的降压药属什么？糖尿病病人的降糖药又属什么？等等。如果对西医各种疗法和药械都大体上明确了其中医属性和功能类别，这样，甚至西医去学一点中医辨证论治相关知识，便可能更好地使用现有的各种西医疗法和药械。这不也是一条值得探索的途径吗？

（3）必须看到中西医结合不同于中西医并用

中西医结合要有相向的努力，如果响应这个号召，便会出现西医请中医会诊，或中医请西医会诊，这无疑是好事。然而结果常事与愿违，因为在西医不懂中医和中医不懂西医的情况下，中西医并用不等于中西医结合，常常不是优势互补，而是互相重复甚或抵消。

笔者老伴晚年患吸入性肺炎，西医用了大量抗生素未能控制而建议做气管切开。笔者鉴于家兄曾患同样肺炎未做气管切开，而是用了根据"肺与大肠相表里"开的缓泻中药就免除了气管切开，建议请中医会诊。然而中医一听是严重肺炎，便用了安宫牛黄丸和超大剂量的清热解毒药，结果病人一天腹泻十余次使病情明显恶化，西医不得不叫停中药。笔者早年从事晚期肝癌治疗也同样有过"中西医并用"使病情恶化的教训，那就是西医用大剂量化疗的同时，中医也用大剂量清热解毒之品。后来西医化疗攻癌的同时改为中医补法，即"西医攻 + 中医补"，病人生存期明显延长。

"并用"不同于"结合"，就像在战争中，陆军开始看不起空军，不承认空军的作用，可谓陆军独大。后来空军提高了技术扩大了效能，开始与陆军并肩作战了。但由于空陆两军间的沟通不畅，是你打你的、我打我的并用模式，经常会有找不到目标或误炸自己人的事情。痛定思痛，开始建立了空陆一体的联合作战体系，由统一的指挥机构，按统一的计划指挥作战。结合两军各自的长处及短处，取长补短而以最终取得胜利为目的，这可能也是创中国新医学将要走的路。过去西医一家独大，完全排斥中医；到现在的中西医"并用"，各有各的理论，各有各的打法。笔者认为在"并用"中，西医和中医都要了解对方的治疗手段，中医要知道西医用药的机制，从而找到与之相辅的中医手段，西医亦然，这样才能尽量避免各自为政而由正得反的结果。笔者期望的中西医"结合"阶段，是中西医都充分了解对方的长处短处、治疗机制及效能范围等，而在统一的治疗理念下提出治疗方案，这个方案可以是西医攻中医补，也可以是西医补中医攻，目的是达到最佳的治疗结果。

为此，中西医相向努力的前提是：西医要懂一点中医，中医也要学一点西医，而且关键是中西医都要认可"中华哲学思维"这个核心。

5 两条腿走路——中西医结合的未来

写到这里，越深入探讨，越感到问题的复杂，根本问题是中医和西医是建立在不同的哲学思维基础上。中医如果离开了中华哲学思维，就不再是中医；同样西医如果完全离开它原先的背景，也就不再是西医。我国中医和西医的未来究竟会是哪一种格局，笔者又不得不再从中华哲学思维去找答案。

（1）中华哲理既深奥，又简单，百姓日用而不知

《系辞》说"一阴一阳之谓道""百姓日用而不知"，不是吗？我们常说"要两条腿走路"，似乎是众所周知无须多说的道理。其实"人要两条腿走路"，却蕴含着中华哲理的精要——"三变"。这里不妨再重复一下。

1）"不变"：人用两条腿走路，是大自然的安排，不是人的意志所能干预的，所以要"道法自然"，即顺应自然。您如果用一条腿走路，就容易跌倒，至少走得很吃力，也慢；就是老子说的"不知常，妄作凶"，不按自然法则办事，就会出问题。

2）"恒变"：人的一生，两条腿基本上是不断在动。笔者早年在医院骨科实习，都说骨折卧床1个月，肌肉要6个月才能恢复。如果长期不动，健康就难保证；如果一直不动，将面临死亡；所以有句老话是"生命在于运动"。

3）"互变"：这里可以延伸出"阴阳互存""阴阳互变"和"阴阳中和"。

a."阴阳互存"：左腿和右腿，既对立又统一互存，没有"左"何来"右"？既然左右互存，那就不能只用左腿，不用右腿，这就是"阴阳互存"。走路时左腿和右腿只能协调互补，更不能互相取代使两条腿变成一条腿。

b."阴阳互变"：走路时，左腿和右腿总是前后互变，不可能两腿都向前或都向后，如果那样，就不是走路，而是"跳"。这就是"阴阳互变"，变总是向对方的方向变。

c."阴阳中和"：走路就是不断从"失衡"到"复衡"的交替过程。当一条腿离地的瞬间，身体就失衡，当另一条腿落地时，就是"复衡"。人就要不断保持"阴阳中和"才不会跌倒。如果一条腿迈开大步，另一条腿只迈开小步，就会跌倒。"阴阳中和"要不断通过实践才能获得较佳效果。这如同体育竞赛，左腿和右腿迈开越大、越快，就可能获得冠军。如果两腿不协调，不仅无从夺冠，还可能出事。

（2）中西医结合的未来，当如同两条腿走路

如果我们套用一下中华哲理，可能会发现，中西医结合的未来就如同两条腿走路。

1）"不变"：至少在中国，中医客观存在了几千年，西医虽存在较短，却已居主位，提示中医和西医各有长短，都不能或缺。也许可理解为"自然法

则"的安排。

2）"恒变"：其实中医和西医都在不断地变化，使之更为完善，获得更佳的防治效果。如果哪一方不变（不求进步），就会被淘汰。

3）"互变"

a."阴阳互存"：前面说过，中医强于"动态的整体观"，西医强于"静态的局部观"，两者虽对立却互存，因为两者刚好互补，而不是互相取代。

b."阴阳互变"：我国20世纪50—60年代主流是"西学中"，近年则变为"中学西"。这提示中医和西医通过和谐、协调不断向对方靠拢。

c."阴阳中和"：当前和今后的任务，就是通过不断互鉴、碰撞，找到和谐、协调之点，提高疾病防治的效果。因此，估计我国今后中西医的关系可能是"和而不同"。

笔者确信，"阴阳互存"，从创中国新医学的角度，既然中国客观存在着西医和中医，我们在治病救人时既需要看见西医，也要看见中医；"阴阳互变"，在党和国家的领导和支持下，中医和西医相向努力，逐步取得一些共同语言是可能的；"阴阳中和"，西医和中医在实践中不断"碰撞"，一定会结出中西医结合的硕果！

第四章

结　语

新冠肺炎全球大流行远未结束，截至 2021 年 10 月 18 日，全球累计确诊人数已超 2.4 亿人，死亡突破 490 万。人们越来越感到人类和大自然和谐相处的重要。这种认识的出现，是对现代社会经济发展的一种反思。笔者认为，这种反思对于中国科学工作者而言，应溯源于博大精深的中华文明及其核心中华哲学思维。国内和国外疫情明显存在巨大的差异，这种差异的背景不能不让笔者将其和中华哲学思维相联系。

　　中国抗疫成功的经验，是我们的现代化医疗技术比国外高吗？是我们有别人没有的特效药吗？都不是！虽然前面说过此次抗疫，中国医疗界有着独特的手段即中西医并重，八版诊疗方案自第一版起，中医就有自己独立的位置。因此，笔者认为中国抗疫成功的原因正是中华哲学整体观在实践中的体现。抗疫不仅仅是医疗卫生的事情，它包括了政府功能的集中调度到社区细胞的细致管理，从国家义务的强力履行到个人权利的服从大局，是整个社会的一次统一行动所产生的结果。

　　这本书是继《西学中，创中国新医学》而作，启动于疫情前。原先只是希望通过对中华哲学思维的学习，有助我国现代医学的发展与完善。然而疫情加深了笔者对现状的认识及对根源的反思。而随着认识与反思的加深，越来越感觉到这个问题的深度及广度。其实，不仅是医学上的复杂，也不光是哲学上的难懂，而是哲学所涵盖的范围之广大。就像本书"前言"中笔者儿子所总结的，这本书从医学上升到科学，再上升到哲学。而哲学本身是影响人类社会各个方面的思想源头。所以这个话题要深入讨论的话，就不得不深入人类社会的各个领域。因为所有这些领域都会加入医学思维的变革中。就像前面所说的，中国抗疫经验不仅仅是医学界的抗疫经验，而是整个中国社会的经验。当今由西方哲学所主导的社会发展中，从西方经院哲学中发展出来的各种分枝都逐渐自成一体，有神学、哲学、科学，而科学又有各种分类。如耳熟能详的人文类如社会学、经济学、政治学等，和自然类如数学、物理、化学、医学等。在这种概念分类的思维下，各学科逐步失去从广义上考虑问题的能力。而医学正是最需要这种广义思考能力的学科，因为人是有社会性的生命体，单单从细胞、分子、基因是不能真正解释清楚的。你不可能不懂为什么一位农村癌症病人没有能力接受最新的靶向治疗，也不可能希望一个每天早出晚归为生活奔波的工薪阶层能遵照《黄帝内经》去养生，这就是脱离其他光谈医学远远不能说清楚的问题。

学习中华哲学思维，变成创建中国新医学的关键，这不仅有助扩展中国现代医学的视野，更促进对中西医结合的认识与思考，而这个新医学不仅仅是现在意义上的医学了，而应该是涵盖人与自然的广义医学，进而要思考中华民族如何为世界作出贡献。当然，笔者仅仅是认识到这个问题，只作为一个思考起点，无意且无力再进行深入探讨了。

笔者欣赏陈凯先院士为《沪上中西医结合名家访谈录》所写序中的第一句话："中西医学的碰撞、交流与互补，构成了中国医学发展的时代特征。"关于中西医结合，能否结合，如何结合，都存在着不少争议。最有发言权的应该是已经有过实践的"西学中"者，尽管他们对中西医结合也同样有不同看法，然而对祖国传统医学的热爱，仍溢于言表。

笔者认为，中西医结合这一条创建中国新医学的必经之路，应建立在一个坚实的哲学基础之上。这个哲学基础必是融合了中华哲学思维（"三变"）以及现代科学哲学的方法，是可以推动科学技术良性有序发展的"新"基础。换言之，就是"洋为中用＋中国思维"；中国思维就是"符合国情＋中华哲学"。中华哲学思维对我国医学而言，就是思考：医学如何更顺应自然，医学如何应对人的"生老病死"，医学如何溯清疾病的源头以落实"预防为主"的方针，医学如何参照"阴阳中和"贯彻消灭与改造并举，医学如何做到既治病又治人，以及医学的长远发展方向在哪。笔者也以为，在当前西医占着主导地位的情况下，只有西医开始学习并接受中华哲学思维（孕育中医之根），才有结合的可能。而作为第一步，西医学习中华哲学思维，而在自身领域中扩展出新的研究方向或治疗方法，当可使人民受益。笔者2020年的贺年片是以红旗渠为背景，题词是"需求出发，中国特色，和谐包容"。笔者相信，中华民族有智慧，从需求出发，将中西医学的和谐包容，穿过历史的长河，百家争

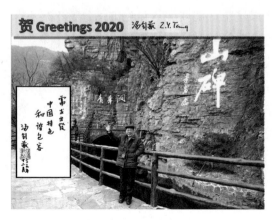

笔者制作的2020年贺年片

鸣，百花齐放，以"红旗渠的精神"，通过反复实践，一定能够凝练出有中国特色的新医学为世界作贡献！

坦率而言，尽管笔者坚信中华哲学思维有助医学发展，然而当前科技井喷式发展，加上不同的哲学思维话语体系，以及政治和资本的因素，"过度"干预自然之势一时难以逆转。有时需要大自然的"阴阳中和"，即大力度的"纠偏"（如同新冠肺炎的全球流行），才可能引起重视，而这需要经历长时间的反复和波折。笔者也深信，习近平总书记提出的"人类命运共同体"（人与人）"金山银山，不如绿水青山"（人与大自然）的深意，将在历史的长河中深入人心。

诚然，年已九十，无力深耕细作，限于知识面（例如大数据，开放的复杂巨系统理论，从定性到定量的综合集成法，等等），特别是对哲学认识的欠全面，偏颇难免，只能作为笔者的读书笔记，参与呼吁，投石问路，抛砖引玉，参考而已。